ひとり
月1万円食費で
幸せ生活

山田博士

WAVE出版

ひとり
月1万円食費で
幸せ生活

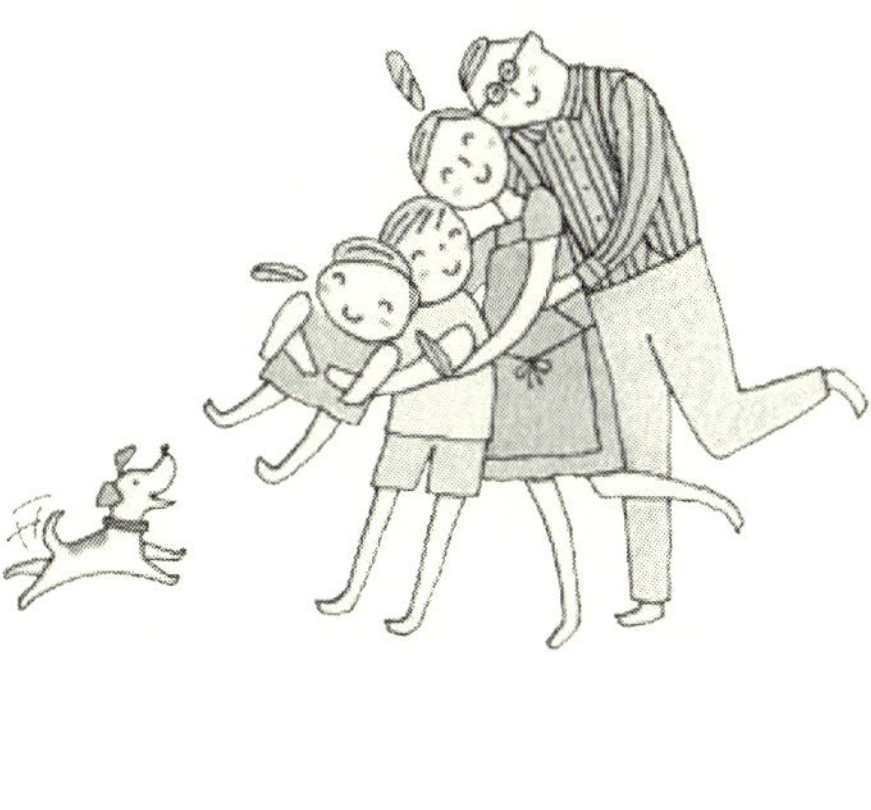

はじめに　～お金をかけずに、人間本来の生き方をしよう～

世の中は、「老少不定《ろうしょうふじょう》」。

人間は、けっして年齢順に亡くなるわけではないんですね。むしろ、若いかたほど、身体がもろい状態なのがいまの日本なんです。

ぼくのように戦後生まれの団塊《だんかい》の世代と言われている人間も、もっと年配のかたから見れば、強そうできわめてもろい。一度倒れれば、それまでです。

最近は、故郷に戻るたび、ぼくの昔の仲間が倒れたという情報が頻繁に耳に入ってきます。とくに、ぼくより1～2年、年下の人間に多いようなんですね。だから、もっと年齢の下のかたは今後どのような運命になることか……。

この30数年間、いのちや食に関する活動を続けてきたぼくは、いま周囲を見渡しながら、腕を組んでうなっております。

こんな社会で、どうすれば、心と身体をうまくコントロールし、ほんものの人生をまっとうできるのか。

多くのかたは、健康になるには、少なからずのお金が必要だと思っていらっしゃる。

それは、明らかに間違いです。

確かに、一時期、消費者運動が盛んだったころは、そのような風潮がありました。実際、宅配や有機野菜などを手に入れるためには経済的余裕がなくてはならなかったのも事実です。

でも、ぼくがいつも述べている方法は、どれもお金など不要です。

いや、逆に家計費にゆとりさえ生まれます。

今回、本書でそのあたりをしっかり頭に入れるようになさって下さい。

企業たちが作り上げたロハス社会なんていうものは、一種の幻想のようなもの。けっして実を結びません。

「耳に心地いい言葉」ばかりを企業たちは盛んに使っていますが、それで、日本人のいのちや農業が守られるのでしょうか。

美しい言葉が踊っています。いわく、有機、無添加、自然、ナチュラル、ロハス……など。

でも、それらの言葉が、人間本来の生き方を無視して一人歩きしても、それはけっして実を結ぶことはないんですね。企業だけが儲かるに過ぎない。

それらの実態を知っているぼくは、彼ら彼女たちが企業たちの儲けに一所懸命に貢献している姿を見て、滑稽《こっけい》に思えて仕方ありません。

そのように演出されたものを自分たちだけが手に入れたとしても、けっして自分もほかの生きものたちも、幸せにはなれないんです。

ぼくは以前から、「経済的に余裕のないかたが不幸な社会はほんものじゃない」、と痛感しています。

今後、より一層、経済格差が広がって、「貧しい人間は健康になってはいけないのだ」という自傷的な風潮が生まれるのを恐れています。

正しい食生活さえ理解すれば、貧しい人ほど健康になれる。

その思いが、本書をまとめる動機となりました。

今回、本書でご案内している内容は、まさにその大原則を述べています。

そして、一度も包丁を握ったことのない人のためにシンプル・レシピも紹介しています。そのレシピは、いわゆる街の料理教室で学ぶようなものではなく、発ガン物質を防ぎ、アレルギーも防ぐという、おいしくて、健康にもなれるものです。


曇りガラスを手で拭いても、明日がボンヤリとさえ見えないこんな社会です。

でも、お金に余裕がないからと言って、あなたが不健康になる理由はありません。

あなたの家計も潤い、同時に健康にもなれる本書が、あなたとあなたのご家族の、幸せな生活のお役に立てれば幸いです。

もくじ

◎第3章　最小食費で最大の健康を手に入れる7つの法則　47

◎第5章　健康を稼ぐシンプル料理のすすめ　137

ブックデザイン　原てるみ（ミルデザインスタジオ）
ＤＴＰ　ワイズ
イラスト　石埜まき（加納アートワークス）

◎第1章

ほんものの健康になるにはお金はいらない！

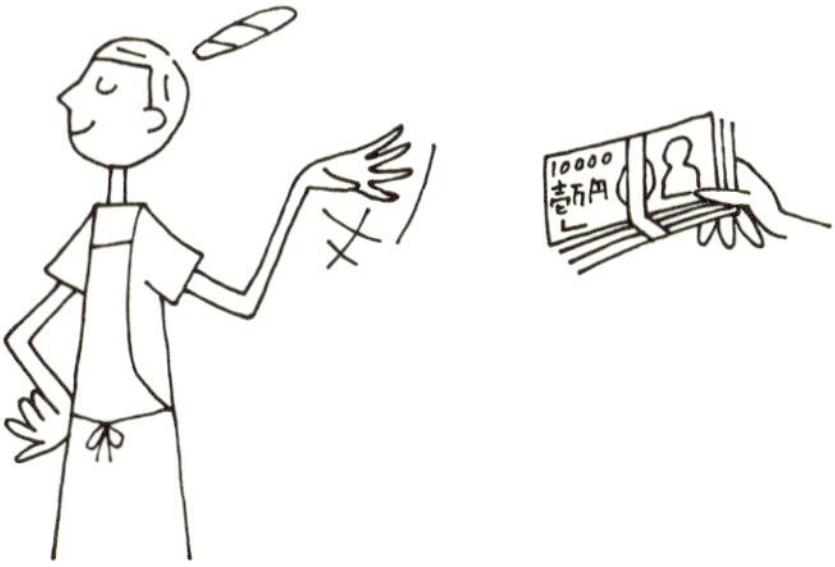

あなたの家計費はほんとうに大丈夫？

初めてのかたはきっと、この「月1万少々で〜」という文字に、驚かれたのじゃありませんか。最初にはっきりお伝えしますが、ほんとうに豊かな人生を歩むには、多くのお金など、不要なんです。

そう、あのチャップリンの言葉じゃありませんが、必要なほんのわずかのお金と歌と夢、それにでっかい健康さえあれば、それで十分なんですね。

しかも、食費にお金をかけないほうが健康な人生をまっとうできる。

もし、いままで食費に高価な費用がかかっていたなら、どこかで、あなた自身の生きかたがゆがんでいたんだと思って下さい。多くのかたは、無駄なお金を払い、そしてそのせいで「病気になる努力」を一所懸命していらっしゃいます。

たとえ今日、ポケットにお金があふれるほど詰め込まれていても、自分の手帳の明日のページに、今日が人生最終の日という悲しい文字がしっかり書かれていたなら、そのお金に何の意味があると言うのでしょう。

いままでのあなたの人生の方向を、本書で１８０度変えてほしい。

ぼくの言う、人生を「儲ける」、そして健康を「稼ぐ」とは、いったいどういうことなのか。それは、ほんものの健康術を行うことによって、結果的に家計費も抑えられるということ。

その方法しか、あなたの健康を稼ぐことができないということ。

そして、それこそが、じつは結果として家計費の節約にも結びつき、地球を泣かせることもなく、ほかの生きものたちにとってもうれしい方法であること。

それを、ここでお伝えすることにします。

ぼくの目から見れば、多くのかたの家計費は「滑稽」です。だって、体を壊す出費には大枚をはたき、人生を輝かせるどうしても必要な出費には1円も出さないと言うなんとも不思議な日々を送っていらっしゃるから。


あなたがいま持っているその心と体。

それをより一層磨き、人生をまっとうすること。

そして、他者の悲しみを共に涙し、他者の喜びを共に肩を抱いて笑い合う。

ただ単に肉体年齢じゃなく、そのようなほんものの青春時代をいつまでも心に持ち続けること。

それこそが、本当に人生を「儲けた」ことと言えるのではないでしょうか。

食生活も人生も妥協してはダメ！

多くのかたは、ほんものの健康を求めるためには、高価な費用が必要だと「勝手に」考えていらっしゃる。

そして、そのために人生に妥協し、食生活にも中途半端に妥協して、半ばあきらめているんですね。

それではいけません。

その考えでゆくと、貧乏人は健康になってはいけない、と言うことになります。

本当にそうなのでしょうか。

本書の中で、ほんものの健康術とは、じつはお金がかからないものだということを、皆さんにお話ししたい。

いや、かえって無駄な出費をすればするほど、あなたは、ほんとうの健康から遠ざかってゆくでしょう。健康になれない、と言うのは、お金の問題じゃなく、あなたに真剣に「真実を学ぶ姿勢があるかどうか」の問題なんです。

よく胸に手を置いてみて下さい。いつも他人にすがっていなかったか。

いつも隣人や企業や政府の言葉に右往左往して来なかったか。

いまの時代、いかにも本当らしい情報が、マスコミやCMから溢れています。

これがいい、それがいい、あれがいい。

これがダメ、それがダメ、あれがダメ……。

でも、よく考えてほしい。

それらのはすべては、「お金を使わせることが目的」なのではないでしょうか。


あなたがコンビニやスーパーで食べものを買います。

入っている容器は、ゴミとなります。

そしてゴミ焼却炉でそれらは燃やされますが、それらの莫大な費用は、あなたの財布から出てゆくんです。


驚かないで下さい。

この日本列島には、世界のゴミ焼却炉の75%が集中しているんです。

公のものだけでも5900基。民間のものは恐らく万単位でしょう。

人口が8000万人ほどのドイツでは、公の焼却炉がわずか50基だけ。

日本人だけが、せっせとゴミを作っていることを、どうか知って下さい。

しかもその結果、大気や地下水を汚し、あなたの体を壊し、医療費という世界で一番無駄な費用を、あなたが負担することになる。

こんな家計簿を、いつまであなたはつけることになるのでしょうか。

またなぜ、そのような事実に誰も疑問を持たないのか、それこそぼくは疑問です。「今日のテレビでこれが体にいいって言ってたよ」なんて言いながら、喜々としてスーパーに駆け込む。しばらくすると、その商品は品切れ。また2、3か月経つと、別の商品が同じ状態に……。

企業がニヤニヤしながら仕掛けているということぐらい、どうして分からないのか。いつもぼくは歯ぎしりしています。

もしそれらが国民全体の健康に役立つものなら、どうしてこれだけ毎年のように医療費が上昇するのでしょう。

後述しますが、毎年の医療費は現在30数兆円もなり、財政的にはいま一番の大問題になっています。これを誰が負担するのか。
もうよそうじゃありませんか、そんなみっともないことは。
自分のことしか考えないから、そうなるのです。
その心自体がすでに不健康だと思いませんか。
それでは、いつまで待ってもほんものの情報があなたに届いて来ません。
子どもさんがたくさんいて家計費が大変。
教育費をどう捻出《ねんしゅつ》するか。
介護しなければならない人がいて、もうこれ以上お金は出すことはできない。
いまリストラされそうで、とても食費にお金をたくさんかけられない。
学校をとっくに卒業した息子が引きこもりになっていて、将来が心配。
そういうかたがいま全国にはたくさんいらっしゃるはずです。

いまの社会、にせもの情報が氾濫し過ぎています。
ほんものの情報を得て、真実を学んで下さい。

「食」の意識を変えれば生活も変わる

これからは、お金をかけるほうが、病気になります。

思い切って断言してしまいます。

節約をしなければならないという後ろ向きな姿勢じゃなく、ほんものの暮らしをあなたが真剣に実施するには、けっして「無駄なお金をかけてはいけない」のです。

そして結果として、家計費が意図せず節約になり、あなた自身の体はもちろん、地球上のほかの生きものたちも喜び、あなたの子孫も喜ぶ。

そのような方向を、ぜひ皆さんに目指してほしいのです。

自分のことだけを考えるのは、よしましょう。

自分の家族のことだけを考えるのも、よしましょう。

日本の国のことだけを考えるのも、やめましょう。

そして、人間だけのことを考えるのも、やめてほしいのです。

そうすれば、答はすぐ身近にあることに気付きます。


確かに一時期、「ほんものは高価なもの」という認識がありました。

もちろん、いまもそういう事態に変化があるわけではありません。

しかし、日本人として何を選ぶのか、そして何を食べなければならないか、という原則を忘れていては、どれだけ豪華な食事をしても、ただ高価なだけで身にならないのです。

それは、まるでお金を毎日捨てているだけかもしれません。

いままでドップリと、コンビニ食やファストフードや外食や、スーパーなどでの惣菜などを求めていた人たちにはショックな内容かもしれません。

でもこれであなたは、一生、無駄なお金をかけず、病で高価な医療費を払わずに済み、しかも治療で痛い思いをすることもなく、家族みんなが豊かに暮らせることになるのです。

食費をただ単に減らせばいいんだという単純な節約の発想は、今日限りで止め、180度「食」の変革をすれば、いつの間にか、それらが実現していることに気付かれると思います。

以下では、恥ずかしながらぼくの食費を100％公開しています。

これをまな板に載せ、ぜひあなたのお役に立ててください。

◎第2章

あなたの体の声に耳をすませよう

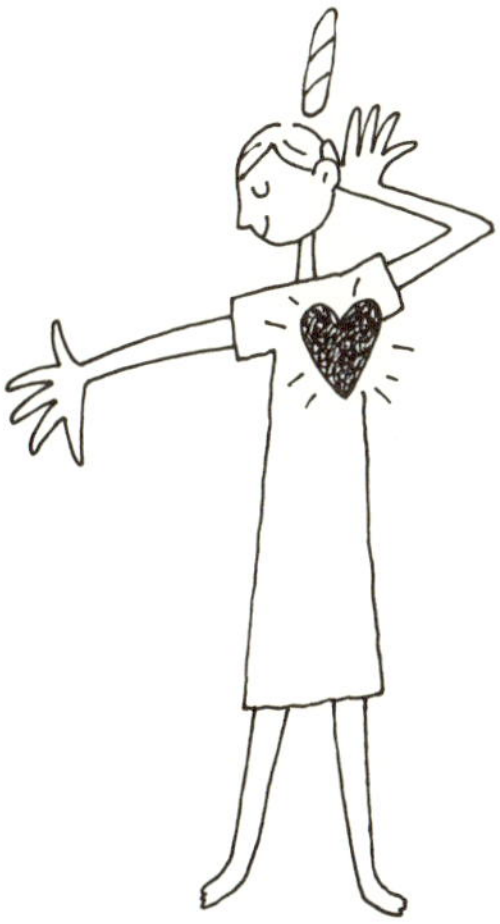

人生で一番ムダな出費とは

さて、お待ちどうさまでした。いよいよ以下では、ぼくの食費を100％公開することにします。

恐らく、多くのかたはこの食費を見て、びっくりされるのではありませんか。

いやいや、食費が安いからということじゃありません。

逆に、項目いかんでは、「あら、これはうちではもっと安いのに！」なんておっしゃるものがあると思います。

どうしてその項目だけは、そんなに高いのか。

それは、どうしても心と体に必要な項目だからなんです。どれだけ高く払っても、どうしても必要なものがあります。またそうでなくてはいけない。その反対に、ほかのどうでもいいものは極力避けてほしい。

そうすれば、あなたの食費は全体として、いまよりずっとずっと少なくなってゆくはずです。

それをしないで、よくちまたで言われる、「月何万円で暮らせる方法」のようなただ単に節約生活を実行していると、きっと近い将来、莫大なお金を毎月費やすことになるでしょう。なぜなら、食費を節約しても、ほかの項目がグ～ンと跳ね上がることに気付かれるはずだからです。

そう、先述したように、人生で一番無駄な出費で、しかも一番心と体を痛める出費、つまり医療費です。

この項目が家計費にいつも入ってくるようになると、その費用の高騰ぶりは予測がつかないだけに、一番大切な食費を節約しなくてはなりません。

ここまで来ると、多くのかたは後ろ向きの節約を始めることになるんです。本当の節約ではないんですね。

食費を節約すればするほど、それに反比例して医療費が増えて、全体の家計費は膨張し始める。この悪循環におちいると、あなたの家計はパンク状態になり、心も体もパンクします。

それだけは避けてほしい。

ぼくの食費をぜひ参考になさって下さい。

必ずしもぼくと同じでなくてもかまいません。

でも、どのようなものにしてゆけばいいのかという方向性だけはきっとお分かりになるでしょう。何でも、具体的にお話しするほうが理解しやすいと思うのです。

長い目で見て、食費全体、そして家計費全体を安くする。

あなたの心と体を輝かせる方法をいつも考えてほしいのです。

体を壊さない節約術。

あなたは過去あまりにも、無駄なものに多くのお金を使ってきました。

そして地球を泣かせてきました。

その涙があなた自身をも濡らしているんです。

食費だけではなく、この機会にあなたの家族を守る方法をぜひ身に付けて下さい。

それでは以下で、ぼくの食費をお伝えすることにします。

これを食べて、ぼくは今日も生きています。

人間の体はとっても正直

ぼくの家族は、妻とふたりだけ。

ひとり息子はいま新聞記者をしていますが、結婚し別に所帯を持ちました。余談ですが、息子の話では、取材などで外に出掛けるとき、いつもおにぎりをぶらさげて行くそうです。フフフ、まるで桃太郎みたい。

息子の小さいころからぼくは、食については別に強制もせず、いわばぼくが勝手に好きでいつもしていたことなんですが、息子は口ではいつも反発ばかりしていたくせに、きっとぼくの後ろ姿をそっと盗み見していたのでしょう。

ま、いいです。

「男は黙って……」が一番いいのかもしれません。

多くのかたの中には、口ではいつも立派なことをおっしゃるのに、じつは何も実行していない人のほうがなんとも多いこと。

「ええ。ウチは、いつも野菜をたくさ～ん、いただいていますのよ、おホホのホ。

お豆さんも、いつもたくさ～んいただいていますのよ、おホホのホ。

それに子どもとは、いっしょに暖か～いご飯をいつもいただいていますのよ、おホホのホ」

でも、どれだけそんな話を声高にしてもダメ。

ほかの動物と違い、人間は、口ではどれだけでも格好いいことを言えます。

つまりウソを平気で言うことができるんですね。

でも、体は動物なんです。本当に正直。

その人を見てご覧なさい。顔や体や体温や皮膚の色艶や声までに、ちゃんと日常の

「暮らし」の答が映っているのです。言葉は飾れますが、体そのものは飾れません。

他人の目をごまかすことはできないんですね。


だからあなたも、黙って実行して下さい。

男は黙って……、女も黙って……。

不満を言っているヒマがあれば、一つでも実行してほしいのです。

人生はそれほど長くありません。


いまつかんだことは、今日試《ため》してみる。

ぼくはいつもそれを実行しています。

間違っていたら直せばいいのです。

走りながら、軌道修正をすればいいのです。

何もしないで後悔するより、ぼくは何かをしたあとで後悔したほうがいいと思うのです。

心も体も壊さずに、しかも出費も抑える方法。

ぜひあなたも、ぼくの息子と同じように、ぼくの後ろ姿をそっと盗み見して下さい。


さて、以下は8月〜9月あたりの食費です。

ほかの月では若干異なりますが、それはふまえておいて下さい。

すべてひとり当たりの金額で計算しています（ぼくの家のいつもの食費を、2で割った額です）。

食の中心に「米」を置く

まずお米。

1か月の合計費用は約3200円。

ぼくは平均、毎月約5kgの米を食べます。年間で約60kg。

1日にすれば約170gになりますか。

いまは米離れが言われて久しいので、あなたのお家ではこの数字があてはまるかどうか分かりません。でも、この米を「食」の中心に置かないと、あなたの心も体も、そして家計までも壊れます。

パンやラーメンを主食の中心に据えると、副食が決まってしまいます。パンにすると、バターや乳製品、ジュース類、肉類などが自然に副食として決まってしまうんですね。

ぼくの故郷の福井は、全国でも一番米の消費量が多い県なんですが、なんとひとり1日、約２００g食べます。その結果として、長寿率が、男も女も全国第2位。ぜひ、米を朝から夜まで食べることを第一にして下さい。

最近は、年輩の家庭まで、面倒なのか、朝はパンにする人が増えていますが、それではいけません。なに、慣れてしまえば、パンを買いに行く時間で、おかずなどいくつも作れてしまいます。

ただ、いま挙げたぼくの米を食べる量は、ぼくの世代のものとして、一つの目安にして下さい。もっと若い世代なら、もっと多く量が必要でしょうし、もっと年輩の世代ならもっと減らしてもいいかもしれません。

大切なのは自分の体の声に、いつも耳をすますこと。

それを無視して、「えっと、確か、一杯は230gは食べるべきだと言われたから……」なんて、ご飯茶わんを計りに載せて食べているようでは、必ず無理が来ます。

人間、食べたくないときもあります。そして、とてもお腹がすくときもあります。

決して義務で食べてはいけません。

いずれにしても、毎月必要な米の費用は、ぼくの場合、5kg当たり約3200円ほど。もちろん、そのときによって米の価格は異なることもあります。

なぜなら米の種類をしょっちゅうぼくは変えているから。

いかに無農薬米だとしても、いかに農家の顔が見えていると言っても、米はやはり一番大切な主食。ですから、同じものを毎日食べ続けるのはリスクが多過ぎる気がするんですね。

ただ、農家の顔が完全に見えて、これでもう大丈夫という段階になれば、あなたの判断で決めてもいいでしょう。いい米は、安心であるというだけじゃなく、本当に味がいい。もうこれに決めた、と言う米をもし発見できれば、一番の幸せです。


だからあなたも、本当に安心と思われるものを慎重にかつ真剣に選んで下さい。

それがスタートです。すると不思議に、米の味もいろいろあるんだなあと分かって、非常に面白い。まるで米と対話している感じになります。


ところで、この米の価格を見て、多くのかたは「わ、高〜い！」と叫ばれているかもしれません。確かに、スーパーなどに山積みされている一般の白米だと、５kgが１５００円ぐらいのものもありますよね。

ぼくなど逆に「わ、安〜い！」と叫んでいます。

いかに農薬三昧《ざんまい》で化学肥料漬けであったとしても、これを作る農家は、きっと泣いているに違いないですよ。皆さんが農薬や化学肥料などについての発言を多くしてゆけば、農家も変わってゆくはずです。


でも米からあなたが離れれば離れるほど、農薬問題などは解決しないでしょう。

そしていつまで経っても、外国に米を依存する国になってしまう。

安い米を単純に喜んでいていいのかどうか。

そこまであなたには、いつも考えてほしいのです。


たとえば、2004年の状況を見てみます。

この年は不作なのに（作況指数は98）、米の価格は急落しているんです。

こんなおかしいことって、ありますか。

「きらら」を見てみますと、1995年の指標価格が18000円（60kg）なのに、2004年には9300円にもなっています！

それなのに中国米の輸入価格は、同じ時期、4400円から7800円にアップ。

年収が約2万円の中国農民が作る米と、日本の農民が作る米の価格がほぼ同じだなんて、ぼくなどとても信じられません。


これでは農民たちは泣くしかないじゃないですか。

どうして生きてゆけと言うのですか。

しかもこんな状態なのに、政府はいま古米をどんどん放出しているんですね。

いま日本には稲作農家が170万戸あります。

この数を、近い将来にたった8万戸にしようという計画があります。

農業をすべて大企業に任せようというのです。


稲作という米を育てる仕事は、生きものを扱う仕事なんですね。

それは、本来家族経営でなくてはうまくいきません。

水や土の管理は、それはそれは大変なこと。だってイネはいのちそのものなんですから。テレビやパソコンをベルトコンベアで作るのとは違うのです。

それを効率主義一本の企業に任せようとするとどうなるのでしょう。

水田が日本から消える日が近づいています。

あなたが今日も、安い輸入米を食べ、パン食を続けるということであれば、この流れをより加速させてしまうでしょう。

そして農家が消える日が確実にやってくると、ぼくは思っているんです。


安心して食べられる米が、日本で手に入るようにしたい。

そしてそのためにこそ、農家を応援したい。

その心をいつも、家計費を考える場合に持ち続けてほしいのです。

毛皮などなくてもいい。車も手放していい。たとえ家が小さくてもいい。

何が何でも米だけは、家計費の中心にドンと置いてほしいと願っています。

野菜は見た目にこだわらない！

野菜類の1か月の合計費用は約４０００円。

この金額に持ってゆくには、実際、努力がいりますが、その方法はあとで詳しくお話しします。

この8月から9月にかけての野菜類の具体例は、以下の通りです。

ホウレンソウや小松菜は、夏の間にはありませんでしたので、ぼくは下記の野菜を食べていました。

空芯采《くうしんさい》と呼ばれるエンサイが、1把《わ》１００円ほど。

モロヘイヤが、1把１００円ほど。

ツルナが、やはり1把１００円。

どうです。安いでしょ。

それにまだあります。間引きをした大根葉は、少し固めですが炒めるととてもおいしい。これもドサッとまとめて１００円ぐらい。長ネギは、少々高くて、3本１５０円ぐらい。

まあ、このようにして、青菜を安く仕入れるんです。これらを、いわゆる「自然食品店」なんかで買っていたら、とてもやってゆけないでしょう。食費がとんでもない数字になるはずです。

それにニンジンなどは、間引きしたものや形の悪いものをドバッと仕入れます。少し大きめのニンジンなどは、３本で80円ぐらい。タマネギは4個で１００円ぐらい。ジャガイモも同じ。ただ、ニンニクだけはちょっと高いんですね。これは国産ものが少ないため仕方ないのですが、１００gで１３０円ぐらい。あと、生姜を少々。まあ、あとはマイタケやシイタケなどのキノコ類。


以上を合計してひとり当たり約４０００円ほどになります。

その求め方や具体的にどうすると安くなるのかの方法は、後述しましょう。

（注：現在は、市民農園を借りて狭い畑で野菜を作っていますので、食費はもっと安くなっています。）

豆の底力を知ろう

豆類の1か月の合計費用は約1200円。

あとでも詳しく述べることになると思いますが、豆類は必ず毎日摂って下さい。

しかもその量が皆さん少な過ぎます。この良質のタンパク質は、ご飯といっしょに摂れば、よりその栄養価が高まるんですね。この二つはアミノ酸のバランスがいいんです。だからぼくは、とくに大豆を中心に、いろいろな方法で食卓に並べるようにしています。


大豆は500gが大体400円前後。

それを、1か月に2〜3袋。

小豆は500gが大体500円前後。

それを、1か月に1袋。

ほか黒豆や金時豆などがありますが、まあ大体は大豆と小豆が中心と言っていいでしょうね。その大豆でぼくはいろいろなものを手作りするんです。きなこや、豆腐、豆乳、おからなど、さまざまなものに変身して、ぼくの食卓にのぼります。

これだけおいしくて、力になり、しかも安いものを、どうして皆さんはもっと手に入れないのかなあ、なんていつも思っています。これらがぼくの食卓にのぼると、しょげているときでも、がぜん元気が湧いてきます。不思議です。安い金額で、これだけ楽しめるなんて、本当にうれしいと思いませんか。

調味料は必要最低限がいい

1か月の合計費用は約2900円。

しょう油が、月に200円ほど。

みりんが、月に400円ほど。

味噌が、月に500円ほど。

お酢が、月に450円ほど。

オリーブ油が、月に500円ほど。

昆布が、月に400円ほど。

かつお節（煮干し）が、月に400円ほど。

ほか、ゴマ、塩が少々。

砂糖は使いません。

たまに、お菓子として、パンや寒天、クッキー、ケーキなどを手作りします。そのときは小麦粉が必要です。しかし毎日のように使うわけではありません。

旬な魚はおいしくて安い

1か月の合計費用は約1000円。

いまはイワシが高くて、とても買えません。

以前は、毎日のように食卓に上がっていたのですが、世界の海では現在、魚種交替の時期に入っていますため、ここ数十年は残念ながらあきらめるしかありません。

でも幸いなことに、このイワシに替わって、大衆魚と呼ばれるほかの魚が主役となって目立ってきています。

ぼくはサンマが大好き。味、香り、形。いかにも、魚って感じですよね。

だから近ごろは、ぼくの食卓にはサンマやサバが並ぶことが多くなりました。

しかもサンマは旬だと非常に安いんです。

ただ、魚はモリモリ食べるという性質のものではありません。

ご飯や豆類、野菜類の、まあ付け足しぐらいが一番いい。

だから多くの量はまったく不要なんですね。

もちろん、ぼくは漁師ではありませんから、漁師のかたは、価格も違うでしょう。

ただ、一般の家庭ではぼくとほぼ似たような状況じゃないでしょうか。

一つの参考にしていただけるとうれしいです。

外食は「害食」だ！

さて、いま述べた各項目の合計は、いくらになったでしょうか。

もう気の早いかたは、計算器でプチプチやっておられるでしょう。

そう、約１００００円ほどになります。（それぞれその時の価格に多少の差はあります）。

ひとり、１か月、これだけの食費で、健康な人生を作ることができるんです。

しかも食卓はいつも豪華。

もう一度、よくこの項目をご覧なって下さい。


牛乳や乳製品、それに肉の項目がありません。それに卵もありません。

まあ、卵は時々は食べることはありますが、乳製品はゼロです。

動物性のものは魚ぐらい。しかも少々です。

これらの理由については、あとでお話しすることにします。

それに、どこをどう探しても、外食費という項目がありません。

そうなんです。

外食とは、他人が自分の儲けのために、自分以「外」の人に「食」べさせるものなんです。それを外食と言います。

ぼくは、外食は「害食」とさえ思っています。

だからほとんど口にしません。

まあ、人とどうしても会うときとか、慌てて飛び出した旅先でどうしても、という場合だけでしょうか。

あなたの、いまの健康状態は世界の誰ひとりとして分からないんです。

いわゆる「自然食レストラン」という名の店であっても、そのメニュはあくまでも一般的なものです。あなた個人のものではけっしてない。

自分の体を知っているのは、世界で自分ひとり。

親でも配偶者でもなく、自分を知っているのは自分だけ。

しかも自分の体は、自分さえ把握できないほど微妙なものなんです。

昨日どころか、今日の朝の状態と夜の状態でも異なっています。

1時間、1分、1秒、常に変化しているんです。


血圧や血糖値、体温、ホルモンの分泌状態などなど、いつも変化しているわけなんです。そんな自分の体、自分のいのちを、どこの誰かも分からない他人の手にゆだねる勇気は、ぼくにはありません。


しかもいまの外食産業は、競争が激しく人件費をいかに減らすかにどこでも必死になっています。つまりそこで働く人の多くを、アルバイトかパートの人などにしているんですね。そのため自分で扱う食材の内容も分からない人が多い。

しかもみんなバラバラの時間に、短時間しかその場にいない。だから、自分の店がどんな食材を提供しているのか、店の人間の誰も分かってはいないんです。

そういう場所で食事をすることの意味を、よく考えてほしい。

ましてや、体が日々成長している3歳以下の赤ちゃんにとっては、毒物を排除する脳血中関門がまだ完成していません。食べたものがストレートに脳を直撃します。その内容次第では、一生大変な負荷を負うことになります。これは、まったく親の責任。どうか、食費を考えるとき、そういう現実をしっかり見つめ直してほしいなと思うんです。

本書をいい機会として、自分で包丁を持つ暮らしに変革して下さい。その始まりは今日しかありません。今日できないことが、どうして明日に可能になるでしょう。いま、このときから実践なさって下さい。

ぼくの食費とその項目を眺めながら、もう一度、あなたの「食」を真剣に見直して下さることを、期待しています。

◎第3章
最小食費で最大の健康を手に入れる7つの法則

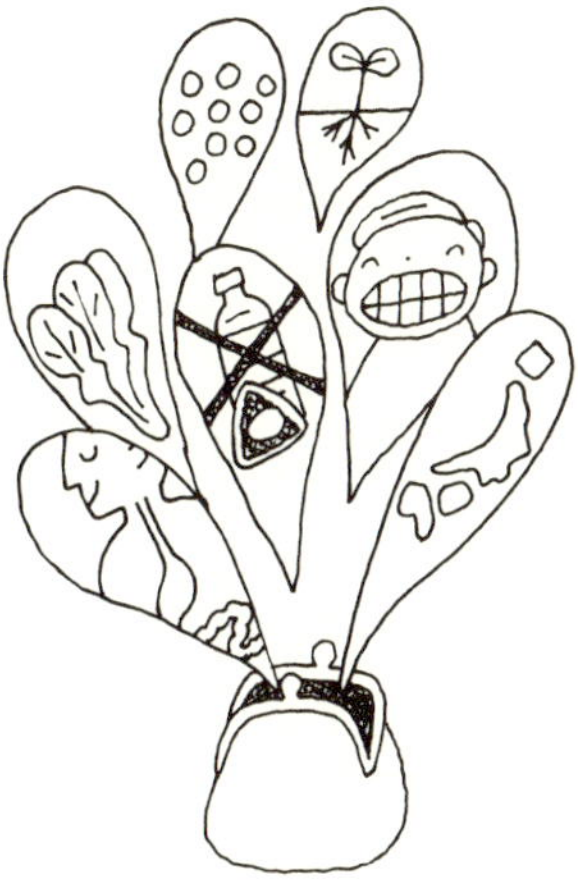

法則1：日本人が本来食べてきたものに戻る

日本列島って、どのあたりに浮いているかご存知でしょうか。

南極？　北極？　大西洋？　太平洋？　インド洋？　バルト海？　それともアラビア海……？

まあぼくも、宇宙士ではないですから、空から地球全体を見たことはありません。だから学校で習って以降、あまりふだんは意識していないのが普通でしょうね。まさか、いつもニンジン1本買うのに、えっと、いま住んでいる国はどこだったたっけ？　なんて思う人はいないですからね。

地球儀を出して見ると、世界の国々は、男と女みたいに、くっついたとか離れたとか、クーデターで突然変わってしまったとかして、人間たちが勝手に騒いでいるだけで、地球そのものの形は何も変わってはいません。太古の昔から、デンとして、同じ顔をしてぼくたちを見ています。

余談ですが、よく「地球を守ろう」なんて叫んでいる人がいます。でもそんなこと言うのはおこがましい。人間が勝手に滅んでも、地球はしっかり残ります。だから、「地球のために」じゃなく、「人間のために」地球を守らなくてはならないんですね。すみません。話がそれました。

日本では、日本列島は世界地図の真ん中に置かれて赤く塗られていますから、どこにあるかだけはすぐに分かりますよね。

またまた余談ですが、ぼくは小さいころ、ずっと日本って世界のど真ん中にあるんだと思っていました。そして空から見れば赤い色をしているんだと。そして地図では、アメリカは極東にあり、ヨーロッパは極西にあるのに、どうして日本が極東って言われるんだろう、なんてずっと不思議でした。

人間って本当に勝手なものなんですね。あとで、これらの事情を知りました。

みんな自分を中心に考えているんです。昔はヨーロッパが世界を支配していましたから、彼らは自分を中心に据えて世界を見ていたんですね。だから向こうから見れば、まあ確かに日本は極東です。

そんなことはともかく、日本列島の南北に長いこと。驚きます。
だからとりあえず、一応、東京あたりに人差し指を置いてみましょう。
そのあたりには、横に細い線が引いてあり、小さな数字が書いてあるはず。
何ていう数字がその近くに書いてありますか。
そう、35とか40とかの数字があるでしょうね。
それは緯度を現す数字なんですが、赤道の北側ですから北緯です。
つまり東京の場所は、北緯35度と36度の間にあるということなんですね。
この数字をよく覚えておいて下さい。
東京の上に置いた指をそのままスウッと左に動かします。
まあ35度としましょう。その線に沿って動かしてみて下さい。

するとどこの国が現れてきますか。

お、アフガンが見えてきた。

大国のアメリカが侵攻した小国です。いまも戦火が絶えません。

もうしばらく左、つまり西方向へ指を動かしてゆくと、なんとイラクのバクダッドが見えてきます。

そう、東京とバクダッドは、ほぼ同じ緯度にあるんですね！

さらにさらに指を動かします。

シリアから地中海にドッポンと落っこちます。

そして地中海につかりながらさらに西に進めば、今度はアフリカに再上陸するんですね。

そう、モロッコに上陸しました。

なんのことはない。

東京の位置は、アフリカのモロッコと同じ場所だったんです。

日本人が明治時代からあこがれていたヨーロッパは、そのはるかな北。

イタリアのミラノあたりが、日本の最北端にある北海道の宗谷岬と同じなんですね。そう、北緯45度ぐらい。

そしてミラノからさらに北のアルプスを越え、さらにさらに進むとドイツに到達します。ドイツのベルリンなどは、もう北緯52度ぐらい。そしてその北にあるバルト海となると、北緯55度から北緯60度なんですね。

ぼくが何を言いたいかと言うと、ヨーロッパと日本は環境も地理的緯度も気候も、すべて大きく異なっているのだということ。人体の大きさも異なります。それをまったく無視して、明治以降、日本はドイツの栄養学をそのまま真似てきたんです。いま栄養士たちが学んでいる栄養学はみなこれなんですね。

ドイツの栄養学者である、カール・フォン・フォイト。フォイトが作ったドイツという北国の栄養学。それをそのまま学校給食や社員給食や病院給食、そして外食などに応用してきたのがいまの日本なんです。これでは、いくら「栄養指導」をしても、すればするほど、心も体も病んでしまうでしょう。

戦後、ＧＨＱが日本から去った後も、国は、「パンと牛乳」を子どもたちに推し進めてきました。

１９５０年当時、アメリカは「緑の革命」のまっただ中にあって、余剰農産物を日本に広げようというたくらみを持っていたのです。その戦略にまんまと乗ってしまったんですね。占領軍（主としてアメリカ）が去ったあとは、本当ならこの「パンと牛乳」を止め「ご飯とみそ汁」に替えることもできたはずなんです。

ところがそれをしなかった。そこに、利権を求めた大人たちがいたからです。

いまもなお、財界のトップが代表を務めるある団体が、全国の保育所への脱脂粉乳の輸入を取り仕切ったりして、儲けの対象にしています。

そこには、子どもたちの健康や未来を考えるという意識は１ミリさえありません。

大学などで皆さんは、このドイツ生まれの栄養学を学んでいるわけですが、ぼくはこれを「北緯50度線の栄養学」と呼んでいます。

北国にある欧州と比べてこれだけ自然が豊かな日本が、どうしてそんな栄養学を真似するのか、どう考えても分かりません。

土地の生産性が、ヨーロッパではすごく低いんです。

つまり自然がやせているんですね。

乾し草に換算すると、イギリスやフランスなどの土地生産性は、ざっと日本の5分の1から10分の1ぐらい。日本列島は雨量も多く、年間では1300から2000ミリも降ります。そのために、自然生態系はすごく複雑で豊かな国なんですね。

昔からお百姓さんの仕事で一番大変なのが、田畑の雑草取りでした。次から次へと草が自然に生えてくる。こんな豊かな国がありますか。国によっては、山に樹木を植えるのさえ、その場所にダイナマイトで穴を開け、底に肥料を入れなければ苗が育たないようなところもあるんですよ。

日本は、人が手を入れなくても、植物がどんどん生えてくるという地球上では珍しいほどの「極楽の国」なんです。そんな極楽の国が、まるで不毛に近い北国の農業の真似をし、食べるものもヨーロッパ人に合わせてきた。

彼らは仕方なくそうして来たのだという事実を知って下さい。

彼らは仕方なく肉を食べ、ミルクを飲み、チーズを食べ、パンを作ってきたのです。米だってそうでしょう。北国ではいまお話ししたように、土地生産性が低いから、米も野菜も多くは穫れません。だから彼らはどうしたか。牧草を生やし、牛や馬を放牧して、その肉や乳を食べたり飲んだりするようにしたわけなんです。

けっして彼らさえ好んでそうしたわけじゃなく、いわば「やむなく」そのような食生活をせざるを得なかったのですね。

それを日本人がそのまま真似て、ヨーロッパ人たちと同じものを食べている。

毎日フランス人がみそ汁をズズッとすすり、ドイツ人がお新香をカリカリかじるのを見て、あなたはどう思われますか？

必要なものと不必要なものは体が知っている

そこで家計費を節減するための第一は、まずこのような無駄な食べもの、日本人として不必要な食べものを除外するところからスタートして下さい。

そうすれば、自然に食費が節減されていることに気付くことでしょう。

しかも、そのほうが自然です。

除外する第一のものは、牛乳および乳製品。

驚かないで下さい。

日本食と洋食との決定的な違いは、「乳製品を使っているかどうか」なんですね。

肉については、日本人も魚介類を1日に200gほど消費しています（2000年）。獣肉を100g消費しているとすると、合計約300gほどの動物性（この場合魚を含めて）タンパク質を日本人は摂っている計算になりますね。

アメリカ人を例に出せば、彼らは獣の肉を400g摂っていますから、肉全体としてはまあそれほどの大差はない（獣と魚の違いはあります）。

しかし、日本食には本来、乳製品は使ってはいませんでした。

この乳製品を食べるかどうかが、ぼくたちと欧米人たちの食生活の「決定的な違い」と言えるでしょう。まだ多くのかたが、乳製品を完全食品だと信じ、毎日摂っていらっしゃる。

子どもにもこれを強制し、ご老人さえもカルシウムが必要だからねと言いながら、昔にはけっして摂っていなかったものを毎日飲んだり食べたりしていらっしゃる。冷蔵庫のポケットをご覧下さい。必ず牛乳の紙パックが並んでいます。

これらの「飲食物」は、先述したように、北国でやむなく飲食することになったものなんですね。

でもそれだけでなく、「人間そのもの」にまったく不要のものだったんです。

え？　牛乳が人類に不要のもの？

多くのかたはきっと驚かれることでしょう。

不要なものというより、人間の体に入っても容易に分解しないのです。

ぼくたちの体は、離乳期を過ぎると、いままで母乳を飲んでいたときと違って、乳を分解するラクターゼという酵素が突然にストップしてしまいます。

そう、その日を期して出なくなります。体とは本当にうまく作られているんですね。創造主は、必要なものしか人間に与えていませんし、不要なものはその段階できちんと取り払ってくれるんです。


赤ちゃんが一所懸命に吸っていた母乳も、離乳期になると母体からは一滴も出なくなり、それに伴って赤ちゃん自身にも乳を分解する酵素が一滴も出なくなる。この不思議。そしてこの偉大さ。ぜひこの神秘を知って下さい。

それをあなたが無視して、毎日牛乳や乳製品を摂るから、お腹が怒ってゴロゴロ叫んでいるんです。

しかも、体に不要というより、飲めば飲むほど弊害にもなります。現代の牛乳は、昔の牛乳と根本的に異なった内容になっているんですね。これは日本だけでなく、いわゆる先進国と言われている国の牛乳もまったく同じ。つまり、たくさんの牛乳を得るために、いまは妊娠している牛から搾乳《さくにゅう》しております。普通は、子どもが乳を吸っている間は、妊娠しないんです。母親になったかたならお分かりでしょう。

人間も牛も同じことです。

なぜかは、まだよく解明されていないのですが、子どもが乳首を吸引することで、排卵を抑制する分泌液が出ると言われています。子牛は約３月で離乳しますから、そのあとに妊娠が可能になるわけですが、人間はそれまで待てない。もっと早く牛乳を得ようということで、まだ子牛が離乳していないのに、可哀想に、妊娠させてしまうわけなんですね。

そして濃厚飼料を与えたり、物理的に搾乳することで、牛は妊娠中なのに乳を出すようになりました。

さあ、牛が妊娠しているのに、乳を出すとどうなりますか。牛の血中の、卵胞《らんぽう》ホルモン（エストロゲン）と、黄体《おうたい》ホルモン（プロゲステロン）の濃度が異常に高くなるんですね。これは、子宮内で胎児を暖かく保ってやるためなんです。

だから、妊娠している牛から乳を搾れば、これら女性ホルモンが牛乳の中にドドッと含まれてゆくことになります。女性ホルモンって、どこかで聞きませんでしたか？そう、いつもぼくがメールマガジン「暮しの赤信号」の中や、ぼくの著書の中で書いていたあの環境ホルモン（「環ホル」）のことなんですね。

現在は、出産前の2か月を除いて（乾乳期）、すべての牛からこのように搾乳しますから、少なく見ても全体の70％強の牛乳は、「環ホル」牛乳と言えるでしょうね（注：環境ホルモンのことを「環ホル」と呼んでいます）。

これら、妊娠牛から搾った牛乳はとくに飲用の場合で、強力な女性ホルモン作用を示すことが、分かっています（ラットの子宮肥大で確認。第94回アメリカがん学会、2003年、「日常茶飯事」11号、佐藤章夫論文）。

いまのアイスクリームやソフトクリーム、バター、チーズ、ヨーグルトなどは、みなこれらの「環ホル」牛乳が使われているわけです。

子孫を作らせない「環ホル」。この牛乳を毎日飲んでいるということは、「低用量の避妊ピルを毎日飲んでいる」ようなものだと、先述の佐藤さんが言っておられるほど。こんな怖ろしい現実があるでしょうか。

しかもこれらは、人間の作った「環ホル」の比ではないんですね。だってほんもののホルモンなんですから。

牛と人間の女性ホルモンは同一ですから、その作用はモロに来るでしょうね。子孫を作らせない牛乳。そして乳製品。

日本人の牛乳の消費量が、１９４６年に比べていまは46倍にもなっているなんて、信じられますか（１９９５年。その後は少し減少気味ですが大勢は変わらず）。

カルシウムは昆布や青菜、ヒジキなどのほうがずっと多いんです。

吸収率が牛乳のほうがいいと戦後言いふらした人がいたのですが、その後の国の機関での実験で、ほとんど同じだったことが分かりました。

人騒がせな人がいたものですが、まだこの吸収率のことを信じて、牛乳が手放せない人がいるんですね。

少し、牛乳についてのお話が長くなり過ぎました。

これでいままでの食費のうち、牛乳やチーズ、バター、ヨーグルトの項目が無くなったでしょう？　これらはかなり高価なものでした。

牛乳を見たとき、哺乳動物の中で、自分と同じ種類以外の乳を飲むのは、人間だけなんだという奇妙な現実を、ぜひお知り下さい。

人間は人間の、牛は牛の、ライオンはライオンの、犬は犬の乳を飲むのが自然なんです。人間だけが「牛の乳を飲む」。

そのことの滑稽さをふまえていて下さい。

そのほか、肉やパンなども、ぼくたち日本人にはまったく不要です。

一時期、肉を食べないとビタミンＢ12が摂れないという説が大手を振っていましたが、いまは植物や魚をふだんからしっかり摂っていれば、それも十分まかなえることが分かってきました。

魚や獣肉についても先述しましたが、ぼくはほとんど獣肉は食べません。そんな北国の貧しい食べものより、もっともっと豪華な食べものが日本にあるからなんです。しかもそのほうがずっとおいしい。

北緯50度にある北国のドイツ人が作ったそんな貧しい栄養学より、ぼくたちの心と体を残してくれた日本の先祖たちの料理を信じて、ぼくはこれからも生きることにします。

法則2：歯を見れば食べるべきものが分かる

口を開けてみましょう。そして、歯を見てみましょう。

そこにすべての答が、書いてあります。大昔、人間を作った創造主が、あなたの食べるものをそこにしっかり書き留めておきました。

まず、大きく3つの型に分かれていることに気付きます。

一番奥にあるのが臼歯《きゅうし》。

臼《うす》の形をしていますよね。

餅をつくあの臼です。

一番手前にある前歯と言われるものが、門歯《もんし》。

いわば口の門にあたるところにあるからこの名前がついています。

誰かに意地悪をするとき、「イ〜ッだ」と言うでしょう。そのときに相手に見せる上下の歯のことです。これはよくご存じですよね。

そして最後が、これはあまり分かりにくいのですが、犬歯《けんし》。

犬の歯という名前ではありますが、お分かりのように、まったく犬の歯のようには鋭く尖ってはいないでしょう。門歯とあまり変わりがないほどですよね。ぼくの歯など、何度見ても、門歯か犬歯かの区別がつきません。

もし、このほかの形の歯が生えている人は、えっと……人間ではない……ことになります（笑）。

逆に考えれば、その生きものの歯を見れば、その生きものがどんなものを食べ、どのような生活をしているのか、一目で分かるというわけですね。

よく災害などで亡くなったとき、その人の身元判明の最後の手段は歯型です。一番最後まで原型を留めるほど大切なものが歯なんです。その歯にこそ、ぼくたちの食べるべき内容がきちんと書かれているんです。

さて、何が書かれているのでしょう。

この臼歯の数と門歯の数、それに犬歯の数を数えると、５：２：１の割合になっていることに気付きます。つまり、その歯にあった食べものをこの割合で食べなさいよ、と創造主は人間たちのために決めたんですね。

臼歯は穀物（米、雑穀、豆など）を食べる歯です。

門歯は野菜を食べる歯です。

犬歯は小魚を食べる歯です。

つまり、穀物を全体の5、野菜を全体の2、そして小魚などを全体の1の割合で食べればいいことになるんですね。合計の数が8になりますから、穀物を全メニュの8分の5、野菜を8分の2、小魚を8分の1というぐあいです。

今日の食卓を眺めて下さい。そうなっていますか。たいていのかたは、穀物（豆含む）が少な過ぎます。そして動物食品（肉や乳製品、魚）が多過ぎます。違いますか。これは、毎食そうでなくてはならないんです。

「朝これを食べたから、夜はやめとこ」では、あなたのいのちは燃えません。

ただ、注意点が二つ、三つ。

穀物をたくさん摂ろうと言っても、それが白米では何にもなりません。

体が摂るカロリーは決まっていますから、それで腹一杯食べれば、ほかの栄養物は入ってこないんです。胃腸が疲れるだけ。昔から先祖たちが食べてきた穀物を、全体の8分の5にして下さい。それに、門歯が野菜を食べる歯だからと、白い色をした野菜をバリバリかじってはダメなんです。

そのような白い野菜は、人間が作ったもの。

馬やウサギなどほかの動物たちはまったく好みません。

ちなみに、ウサギに小松菜をやってみると、青色の部分だけ食べて、白い部分は残すでしょう。彼らはよく知っています。青色の野菜だけを食べるんですね。

なぜか。人間以外の生きものたちは無駄なことは一切しません。野菜の青色部分には、葉緑素が溢れていることを、彼らはちゃんと知っているんですね。

この葉緑素は、ぼくたちの血液に流れているヘモグロビンと大いに関係があるんです。驚くべきことに、葉緑素とヘモグロビンの二つの分子式はそっくり。まるで親戚のようです。

両方とも、ピロール核と呼ばれるものを4つ持っています。

そして、その真ん中にマグネシウムを含むものが葉緑素。

真ん中に鉄を含むものがヘモグロビンなんですね。

これらの青い野菜、つまり青菜をぼくたちが食べると、瞬時に体内でマグネシウムが鉄に変わるんです。

そして真っ赤なヘモグロビンとなって血液を巡《めぐ》る。

この不思議さ。この神秘さ。すごいでしょう。あなたの体は、すごいことを文句も言わずちゃんとやってくれているんです。感謝せねばなりません。いたわってあげて下さい。


キリンやウサギたちが、緑色野菜を食べて血液が赤いのは、こういう理由だったんですね。その草食動物たちが消化した青菜を、今度は肉食動物たちが彼らを襲って食べる。けっして肉食動物だからと言って、肉の塊《かたまり》ばかり食べているわけではないんです。

どんな生きものも、この青菜が生きるために不可欠だったんですね。

それなのに、人間だけが例外でいいのでしょうか。

それなのに、コンビニ食を始め外食などには、青菜が極端に少ないんです。これは驚くほど。

売る側の企業の論理に立てば、こんな青菜なんか、カサが少なく儲けにならない、作るのに手間がかかる、保存が面倒……など、何のメリットもないのでしょう。

でもいのちにとって一番大切なものを毎日おろそかにすれば、その後に何が待っているのでしょうか……。

いのちが節減されるのを防ぐ食べもの

千葉県赤十字血液センター。

ここに、献血に来た人たちを調べた数字があります。

献血医によれば、最近の献血者の血液検査の数値は、本当に異常だと言うのですね。みな驚いているようです。

たとえば、潜在的鉄欠乏を現す数値が、極端に低い。

平均赤血球容積をMCVと言うのですが、この正常値は89〜99なんです。

ところが1300人を調べたら、89未満がなんと6割。

しかも85未満は2割もいたのです（1999・10）。

もうあきれるのを乗り越えて、ひっくり返ってしまいますね。

この数値は40代以上も含みますから、若者世代だけを見ると、もっと驚くような結果になるかもしれません。

ここの献血医によれば、貧血の若い女性に問診してみると、月経過多や生理のない人がなんとも多いとの話でした。若い男性も20歳前後で肥満、高血圧症、脂肪肝などなど……。これらはみな、毎日の食生活が、動物が食べる本来のものとかけ離れてしまったせいではないのでしょうか。


このままの食生活でいくら食費を「節減」しても、それは無意味です。

お金のほうじゃなく、いのちが節減されるのを防ぐほうが先です。

赤い赤血球が存在しない血液なんて、見たくもありません。

この青菜の重要性を、いま一度ぜひ知っておいて下さい。

そしてもう一つ。

犬歯があるんだからと言って、それを犬の歯と勘違いしないで下さい。

犬の歯はもっと立派です。

人間の八重歯みたいに、ちょこんと両側に並んでいるような頼りなさではありません。彼らなら、骨や肉の塊も食いちぎられることでしょう。

でもぼくたちに、そんなことできますか。

骨などかじろうものなら、ぼくたちの歯が壊れます。

やはりそれらは本来の人間の食べものではないんです。

だからせいぜい小魚から中魚ぐらい。住んでいらっしゃる地域によりますが、イワシやサンマやサバやアジやイカやタコなどでしょうか……。あと、煮干しとかかつお節とかね。

そのあたりをふまえておかないと、全体の8分の1は肉を食べていいんだね、となると大変です。

食べるのに迷ったら、鏡の前で大きく口を開け、自分の歯に真剣に尋ねてみることにして下さい。

答がそこにしっかりと書いてあります。

法則3：素材を手に入れ自分の手で料理する

食費の節減と健康アップを求める場合、第一に考えるべきことがあります。

「他人の手が加わった食べものは、極力避ける」。

このことだけは、どんな時でも頭に入れておいて下さい。


時間がない。

仕事に忙しい。

育児に追われている。

旦那が家事を見てくれない。

いやいや、母子家庭のため、一人でもう毎日が大変。

……こうボヤくかたが、世の中にはいっぱいあふれています。

そしてその後に続くのが、必ず次の言葉。

「だから私、いつも仕方なくコンビニ食や冷凍食品、加工食品などを買っているの。そして仕方なく外食ばかりしているのよ。だって仕方ないでしょ」。

仕方ない、仕方ない、仕方ない……。


あなた、何を言っているのです。

ぼくたちの先祖たちは、もっともっと「忙しい」人生を過ごしていました。

いまのように、蛇口をひねれば水がほとばしるような便利な社会に住んではいませんでした。水を川まで汲みに行ってバケツで運んで来ます。

そしてそれで料理や洗濯をし、柴を山まで刈りに行ってそれで一所懸命に火をおこし、毎日食べるものを自分で作りながら24時間、真剣に生きていたのです。

もちろん、ちゃんと育児もこなしていました。

それどころか、日本の素晴らしい文化を作り、ほかの生きものたちと仲良く共生しながら、ぼくたちのこんな立派ないのちを残してくれたのではありませんか。

そんな先祖がいたからこそ、あなたは生まれてきたとき、いのちがピカリと輝いていたのです。それを次世代にリレーしなければならないぼくたちが放棄したら、どうなります？

食べること以外に、どんな大切なことが世の中にあると言うのでしょうか。昔からどの人も、忙しいという状況は同じなんです。

「私ならこうするわ」というものを一所懸命工夫しましょう。

ぼくはそのお手伝いをするだけ。

そしてその一つでも、本書の内容をヒントにして作り上げていただければ、うれしく思います。

生産者の顔が見えるものを買うということ

まず素材を買うということ。

何がなんでもそうする。

食べものを手に入れる場合、それが他人の手の加わったものかどうかを考えるクセをつけて下さい。たとえば、大豆だったら、いつも素材そのものを買います。

もちろん国産大豆。輸入大豆は止めましょう。遺伝子組み換えや農薬の影響が非常に大きいです。

農薬は環境ホルモン作用が大きいんですね。「環ホル」の約6割は、農薬が占めています。

あなたが子どもを抱えていたり、これから子孫を残そうというご家族がいればなおさら、農薬は避ける努力をして下さい。もちろん独身のかたも、内分泌ホルモンが狂うことになれば、心と体の育成に大きな影響が出ます。あなたのいのち取りになるかもしれません。

いまの社会、それらを完全に除去することは不可能ですが、でも努力はして下さい。それには、まず国産ものに絞ること。

何がなんでもそうして下さい。国産ものでも農薬の心配は大いにありますが、少なくても顔が見えているほうが安心でしょう。

あとでその農薬が問題になったとき、その企業に対して厳重な対処ができますからね。だから、生産農家の顔の見えるものをしっかりと探すようにして下さい。

その大豆でいろいろと工夫します。

豆腐、おから、豆乳、湯葉、黄粉《きなこ》、豆ご飯、煮豆など、これ一つで何でもできます。

まさに百面相。しかも豪華。自分で作ると、楽しくて、しかもおいしいですしね。

先述したように、大豆だと、500gの袋がだいたい400円前後。これを1か月に2〜3袋。

こんなに安くて素晴らしい食べものはありません。

また、自分の庭で栽培すればもっと安くて済みます。たとえあなたが都会に住んでいても、まあこれぐらいの費用は、身にまとうものはボロでもいいから、なんとか捻出してほしい。


さて、ぼくたちのいのちに一番大切な、主食のご飯。

この出来上がりを街で買うようになれば、もうおしまいです。

誰がどこで作ったかも分からないご飯を、毎日のように街で買う。

この怖さを知って下さい。

最近、街角で、24時間開いている弁当店がありますが、こんな弁当を買う人は、ほんと貧しいなあと、ぼくは思ってしまいます。貧しいと言っても、財布の中身がそうなのじゃなく、いのちが貧しいなあ、なんて思ってしまうのです。

そういう人は、そのご飯の内容など、きっと考えたこともないのでしょうね。

外食も含めて、外部で買うご飯は、ほとんどが精製米。つまり微量ミネラルやビタミンなど、ぼくたち人間がまだまだ解明不能な優れた物質を、わざわざ人手をかけて削除したものなんですね。

そんなものを、今度はわざわざお金を出して買う人の気がぼくには知れません。

それらの米は恐らく外国米でしょう。

なぜなら、企業が利益を生むための原則は、いかにコストを下げるかです。

先述したように、いま輸入米の価格はどんどん下がっている。

もちろん、遠いその場所での米の安全性は、誰にも分かりません。

ぼくにも分かりません。人が見ていないところで何が行われているのか、誰にも分からないのです。その土地でどういう作り方がされているのか。

たとえば中国からの輸入米を見てみましょう。

中国の黒龍江省を視察した人の話によれば、川の水は重金属汚染のため、とても水田に引くことはできないということでした（「農民」511号、2001・10・8）。

これは、どういうことかと言えば、水田の水を川じゃなく、地下水だけに頼っているということなんですね。

水がなければ米作りはできません。その大切な米作りを、この地下水に頼るには、ものすごい負荷がかかるんです。その中国で、水田の減水深（これは1日あたり自然に水が減る量のこと）を聞いたところ、なんと3センチぐらいの水が1週間も持つというんですね。日本だと、その深さなら1日さえ持たない量です。

つまり、その中国の水田では、水が地下に染みていかないんですね。これは、水の中にある酸素がイネの根に行き渡っていかないことを意味します。そのため、酸素不足で深刻な病気が広がることになります。

もうお分かりでしょう。

そのために、日本では使われないような強毒な農薬が、これでもか、それでもか、あれでもかと、撒かれるわけなんですね。

イモチ病の対策の農薬「フジワン」が、飛行機でバラバラと撒かれていると、この視察した人が述べていました。こんな高価な薬でさえ、どんどん撒かなければ、米作りができない土地。そんな痩せた土地で日本人が食べる米を作るという事実。

そしてそこでできたご飯が、お弁当となり、日本の店頭ではライトアップされて並んでいます。光り輝いているご飯の中身は、じつは灰色に染まったものと言えるでしょう。

しかも、実際に、こうして光を当ててピカピカに光り輝いているように見せるため、コンビニ弁当のご飯には油が添加されていることが多いんです。

油はもちろん酸化の問題がありますから、ふだんはあまり摂らないほうがよいもの。

こうしたご飯を、レンジでチンして、「アツアツだわ」なんて喜んで頬張っている人の顔を見るのはつらいです。あまりにも悲しくって。

皆さんが、休日などに家族で通う、あのファミレスなんかも同じ。

それに、駅前の回転寿司なんかも同じ状況でしょう。

しかも、このような寿司の場合は、もっと深刻です。

なぜなら、寿司のご飯にはＭＳＧ（グルタミン酸ナトリウム）や核酸系調味料などの化学調味料がたっぷりと添加されていることが多いですから。

何と言うことでしょう。
ぼくたちの主食が、いつの間にかこんな状況になっていたなんて。
ご飯を外で買うこと。
外食したり弁当を買うこと。
ぼくは、こんな風潮が残念でなりません。
とにかく、惣菜や魚なども含め、極力、他人の手が加わっていないものを選ぶこと。
これをいつも頭に入れておいて下さい。

法則４：寸前までいのちが宿っていたものを食べる

さて次は、人間以外の野生の生きものたちに、先生になってもらいましょう。
え？　ほかの生きものたちに先生になってもらうって？
まあまあ驚かないで下さい。
ぼくは、分からないことがあればいつでも、彼らに聞くことにしているんです。

どの生きものたちも生きるのに真剣です。

人間のように、「どこかでメシでも食うかあ」ではありません。

そして彼らはいつもムダを避けています。

つまり、ぼくたちが健康をアップして食費を節減するという場合に、すごく参考になるんです。


彼らは、生きることに自体に、いのちをかけています。

なぜなら、ほんの1ミリでさえ自然の法則からずれれば、待っているのは死だから。

彼らの世界にはもちろん医者など存在しません。もちろん病院もありません。

考えてみれば、病院のようなものがあること自体、本当は不自然なんですね。ただ、人間世界では事故などの場合はある程度仕方ないのかもしれません。

でもふだん、定期的に健診をするなどという馬鹿げた行為は、ほかの生きものたちは誰もしていません。

そんな無駄なことをしないで、彼らはふだんから一所懸命に「予防して倒れない生活をしている」わけです。

人間のように、化学物質を摂って体を冷やしたりせずに、いつも暖めて身を守っていいます。この体を冷やすということが、病気への第一歩だということも、彼らは体験で知っているんですね。

でもぼくたち頭でっかちの人間は、そんなこと知りもしません。

だから、彼らにこそ先生になってもらいましょう。

人間の教師など不要です。

彼らから学ぶべきことは素直に全部学べばいいのです。

彼らが毎日食べているもの。

それを調べると、それらはすべて、「寸前までいのちが宿っていたものばかり」だということに気付きます。

他者が加工したものは一切食べようとしません。

もちろん彼らとて、しばらくの間、保存したり隠しておくこともあるでしょう。でも何年も、いや人間のように10数年も保存しておくようなことはけっしてしません。原則としては、毎日食べるものはその寸前まで生きていたものなんです。

ぼくたちは、たとえば冷凍魚を求めたりしますが、じつはその魚を海で獲った漁師さんは、すでにこの世にいないかもしれません。つまり昔々に獲れた魚かもしれないということ。

そのようにしようとすれば、魚を保存するためにどうすればいいか。もちろん、ただ単に氷で凍らすだけでは不可能でしょう。そこに酸化防止物質をたっぷり入れて、冷凍保存するわけですね。そんなこと露とも知らない多くのかたは、冷凍魚は安全だからいいのよねと、わざとそれを選んでいるかたもいらっしゃるほどです。

魚が酸化して真っ赤になれば、売れますか?

企業は儲からないことはけっしてしないのです。

たとえ安全性に問題があってさえも、当面消費者の抗議などの動きがなければ、それをそっと売り続けます。

冷凍海産物と言えば、日本のとある企業が中国から輸入した養殖の冷凍エビに、テトラサイクリン系の抗生物質が使われていました。

この薬は、食品衛生法では残留が認められていないものなんですね。

ところがこの会社、それを内密に回収していました。姑息ですよね。いくら隠したって、会社組織では当事者がひとりやふたりではないのですから、いつかは分かるものなんです。

その事実が分かったのは、やっと２００３年10月のことでした。

それまで、全国に広く出回ってしまっていたのです。企業の倫理も、地に堕《お》ちたものですね。

この薬は、細菌のタンパク質の合成を防ぎますから、菌の増殖を防ぐ作用があります。牛やブタなどのエサにも混ぜられていますが、でも人間が食べると、耐性菌ができて、いざというときに抗生物質が効かなくなるという怖いものなんですね。

この会社は、２００２年に輸入した冷凍のエビ７７０ｔを回収したと発表しましたが、それまでに、まったく公表していませんでした。

その理由は以下のとおりです。

「消費者の不安をあおりたくない」（「朝日新聞」２００３・10・２）。


この、寸前までいのちが宿っていたもの、というのは、先述の法則3と少し重なりはしますが、いつも頭に入れておいてほしいがために、新たに設けました。

この「寸前まで」という方法で一番いいのが、自分で包丁を取り、自分で野菜や魚たちのいのちをいただく、つまり自分で料理をするということです。


コンビニ食や惣菜を買ってくるということになれば、この法則に当てはまらなくなりますし、たとえ外食でも、チェーン店のファミレスなどの場合は、工場でまとめて料理されますから、いのちが無くなってからすでに何時間も、いや数日さえ経っていることになります。

これでは、寸前までいのちが宿っていたことになりませんよね。

それと非常に大切なこと。それは、あなたの生まれ育ったその場所で穫れたものを食べるということ。そして、いま生きている場所の近くで穫れたものを食べることです。

ほかの生きものたちは、けっしてリュックを背負って外国に買い出しになど行きません。自分がいま生きているその場所で穫れたものを、一生食べて過ごします。

それが、自然生態系の観点から見ても自然だからです。

つまり、そこに棲む微生物をミミズが食べ、そのミミズを昆虫が食べ、その昆虫をウサギが食べ、そのウサギをキツネが食べ、そしてそのキツネをライオンや猛禽類《もうきんるい》が食べ……というぐあいに、しっかりと種の保存に役立っているわけなんです。

これがもし狂うことになれば、そこに天敵が発生します。

そうなると、もう種の保存ができなくなるんですね。

そうして、一つ、二つと、種族が滅んでいくことになるんです。

つまり、外国に棲んでいた生きものが飛行機でここに飛んで来て、どれかの生きものだけをたくさん食べるようなことになれば、どうなると思いますか。

それと同じことを、ぼくたち人間は平気でしているわけなんですね。

すべての生きものには、一生に食べる種類が決まっている、ということを知っていて下さい。

そして食べる寸前まであったそれらのいのちをいただく。これらをいつも頭に入れておいていただければ、無駄な食費はなくなります。ぜひ覚えておいて下さい。

法則5：ゴミのほんとうの怖さを知る

多くのかたは、食べものの中身だけを問題にしておられるようなのですが、じつは、よく考えてみれば、どの食べものも、必ず容器に入れて運んだり、食べたり、飲んだりしているんですね。

でも、その容器を何にするかということで、あなたのいのちが減り、反対に医療費がアップする。その結果として、いくら食費を削っても何の役にも立たないという悪循環に陥ります。

プラスチックや紙製品などの軽い容器は、今日から使うのを止めましょう。

コンビニ弁当や、ファストフードの皿や容器、それにスーパーやデパ地下で買う惣菜などの入ったトレイ。そしてペットボトル……。そう、これらはすべて、プラスチック類か紙容器です。

これらは最後にはすべてゴミになります。

ゴミは、燃やされたり埋められたりして処分されますが、でも地上から完全に消え去るわけではないんです。皆さん、ゴミについては、「まあ困るわねえ」ぐらいにしか考えていらっしゃらない。

でも違うのです。そんなものじゃない。

これらは回り回って、あなたと子どもや子孫のいのちを蝕《むしば》みます。

どれだけ「便利だわ」なんてそのときに思って使っていても、いのちにとっては、ものすごく不便極まりないものだったってことになるわけなんですね。

家族で倒れていたのでは、何のための節減か分かったものではありません。

たとえば、塩化ビニルや塩化ビニリデンなどの塩素の含まれた容器などを燃やせば、あの悪名高い塩化ダイオキシンが煙とともに、大気に広がります。

また、塩素が含まれていないプラスチックや紙容器でも、じつは燃やすと、大変な物質が発生することが最近分かってきました。

焼却炉で燃やすと、不完全燃焼になった場合に多《た》環《かん》芳《ほう》香《こう》族《ぞく》炭《たん》化《か》水《すい》素《そ》と言われる物質、略してＰＡＨと呼ばれる物質が生まれるんですね。なんか難しそうな名前ですが、この種類の中には、発ガン性が非常に高いベンツピレンが含まれています。

だからあなたが、庭などで簡易焼却炉でものを燃やすのは、絶対に避けてほしい。

少しだからいいだろうとみんながするものだから、街中が発ガン物質だらけになるんです。

スウェーデンの研究者が首都ストックホルムの道路際で、このＰＡＨを測定しています。もちろん、ベンツピレンも存在していました。この簡易焼却炉は、ぼくたちの住んでいる身近なところで使うため、大型焼却炉よりかえって深刻だとも言えますね。

だからいまは、数年前に議論されたように、それが塩素を含んでいるかどうか、なんていう話はもう無意味になってしまいました。

ぼくたちは、できる限り、使い捨て容器を使わなくしたいと思います。

他ならぬ子孫のために。

皆さんがコンビニ食などの小口の食べものを買えば買うほど、ゴミが発生します。だってそうでしょう。大きな容器より、小さな容器のほうがゴミは多くなりますものね。

先述しましたが、全世界のゴミ焼却炉の75％がこの日本列島に存在しているという驚くべき事実。こんな恥ずかしいことがありますか。日本だけがせっせと、ゴミ作りに精を出しているんです。

なぜなら、コンビニ食やファストフード、それに惣菜などのトレイなどを、日本人が何の疑問を抱くことなく毎日利用しているからなんですね。

ゴミ焼却炉が公のもので５９００基。

民間のものは万単位。

こんな国がどこにあるでしょう。

日本国中、ゴミだらけ。

そしてその結果、医療費が毎年ものすごい数字でアップしている（年間約30数兆円）。ゴミを出せば出すほど、この数字がアップするように、ぼくたちのいのちも、同じくアップアップしているのじゃありませんか。

また、ラップを使うのもよしましょう。とくに塩ビのラップは環境ホルモン作用のあるダイオキシンを生みますし、たとえポリエチレン製でも、焼却すればいまお話しした結果を生みます。ぼくは、食べものを保存するとき、スチレン製の蓋《ふた》付きの深い容器を使っていますが、これは重宝しています。少し高価でも、いったん買ってしまえば、もうほとんど半永久的に使えますから、結果的に安くつきます。

フィルムにはカビが生えることも、最近分かってきました。皆さん、プラスチックは清潔だとか衛生的だとか思っていらっしゃるでしょう。とんでもない。

塩ビ、ポリエチレン、アルミ箔《はく》、ポリプロピレンのラミネートフィルム（ラップ）のカビ抵抗性試験では、試料に5〜6種のカビを接種して50日間培養したら、これらのものすごく激しい変化とアルミの崩壊が見られたというんです（「カビの常識　人間の非常識」井上真由美著、２００２年）。

コンビニやスーパーで売られている多くの食べものは、ラップに包まれています。このように酸素を遮断することによって、酸素を嫌うボツリヌス菌などが繁殖し、深刻な食中毒が発生するということにもつながります。そう言えば、最近の食中毒事件の発生も頻繁ですよね。お年寄りなど、弱いいのちがまず先にやられます。

まあ、ラップがどうのこうのなんて言う前に、ぼくがいまここでお話ししている「軽い容器、軽い材質」をいつも頭に入れておいて下さい。

あのずっしりした重量感のある容器に入った食べものでないと、ぼくのようなぜいたくできままな舌は、けっして喜んでくれないんです。

皆さんの舌は何と言っています？

軽い容器に食べものを盛って、皆さんのいのちまで軽くしないで下さい。いのちをこれ以上軽くして、無駄な費用を払うのは避けてほしいなとぼくは心から願っています。

法則6：空腹を実感することで健康になる

人類は、何百年間も、飢えの中で暮らしてきました。

そのため、体は飢えには非常に強くできているんですね。

しかし過食にはとことん弱い。それこそコロリと行ってしまします。だって体が驚いているわけですから。この事実をまず、念頭に置いておきましょう。

あなたは最近、お腹がすいた経験をしたことがありますか。

多くのかたは、お腹がすく前に食べものを摂ってしまっているんです。

この空腹という経験は、じつはとても大切なんです。

交感神経と副交感神経が、ぼくたちのいのちの営みに大きな影響を与えています。

満腹になると副交感神経が働き、空腹になれば交感神経が動き出し、ぼくたちの体を調整してくれているんですね。

でもいつも満腹状態だと、交感神経が働かなくなります。

つまり、いつも体は緊張感がなくなるわけですね。これではたとえ何か毒物が体に入ってきても、闘おうとしません。緊張感がなくなっていますから。先述したように、簡単にコロリと行ってしまうんですね。

空腹になれば食べる。そしてまた空腹まで待つ。

けっして、会社の昼どきにいっせいに外食に繰り出してはいけません。あれは企業側の論理なんです。そのほうが、企業にとっては仕事の効率がいいですものね。つまり儲けのためであって、あなたのいのちをいつも考え、いっせいに昼食時間を設けているわけではないんです。

まあ、勤めていれば、お腹がすいたからと言って、自分ひとりだけ抜け出してご飯を食べに行くというのは難しいでしょう。

でも量の調整はできますよね。自分の暮らしで可能なことを工夫して下さい。要はいつも法則を考えて行動するということです。企業の立場で動かされないで下さい。

いまの世界では、飢えで亡くなるより、食べ過ぎ、つまり過食で亡くなる人のほうがずっと多いという現実。

もちろん、飢えにも限度がありますから、極限の飢えではいのちが危なくなるのは当然です。でも、肥満の人間が大腸ガンになりやすいという報告が２００５年９月になされましたが、いまは先進諸国だけでなく、途上国でも肥満の人がものすごい勢いで増えてきました。

でもまあ、そんな数値なんかより、いつもファストフードなどの高脂質、高タンパク、高カロリーの飲食物を摂っていたのでは、どの人もやがては同様の結果になるでしょう。

コンビニ食などの外食に徹底的に欠けているものは、未精製穀物、青菜、それに豆類の３つ。これらを毎日除いた食事をしていては、肥満になって大腸ガンになるどころか心と体のバランスが崩れてしまいます。

それらを解決する方法。

それは少食にすることなんです。

それこそが、あなたと家族を救います。


でもそれには条件があるんですね。

いま述べたコンビニ弁当やファストフード、外食などを少食にしていたのでは、やがて倒れます。いまは、ダイエットなどと称して、若い女性たちがコンビニ食の生活はそのままで、少食をする場合が多いのですが、確実ないのち取りになります。

ほんものの少食とは、いま述べたその3つを中心にしてほしい。

そして法則2でも述べた、自分の歯に合わせたものにしてほしい。それらを無視していたのでは、どれだけ食費を節減しても意味がありません。


大阪で診療所を開いておられた甲田光雄《こうだみつお》さん。

このかたには以前、ぼくもいろいろお話をお伺いしましたが、昔から少食を勧めていらっしゃったかたです（残念ながらお亡くなりになられました）。甲田さんによれば、厚労省が言っているように1日に30種類も食べる必要はまったくない、とのこと。つまりほんものであれば、少量でも種類が少なくても、それで十分なんですね。また、少食にすれば、自分自身だけでなく、それに、ほかのいのちを救うこともできます。

たとえば、あなたが白米で1日に6合を食べるとします。いのちの宿っている玄米なら、わずか3合か2合で済むことでしょう。つまり、差し引き3合から4合のお米のいのちが救えるわけです。

植物も、動物と同じいのちを持っています。

彼らのいのちをいただいてぼくたちは毎日のいのちを燃やしているわけですね。鉱物を食べて、新しいいのちが生まれるはずもありません。どうかいつも、この事実をふまえておいて下さい。

つまり、少食にすると言うことは、ほかのいのちと共生するということにつながるわけですね。何のことはない、自分だけ（家族、国、人間だけ）のことを考えている限り、いつまで経っても自分のいのちさえ救うことができないことに気付くことにもなります。

そして少食を実施する場合、よく噛むことをいつも念頭に置いて下さい。

噛めば噛むほど、不思議に満腹になります。そして、少食になります。

嘘だとお思いなら今日からやってご覧なさい。

それに、よく噛むほど、唾液が出ます。

この唾液にはペルオキシターゼという酵素が含まれているのですが、これは発ガン物質を減らす作用があるんですね。いまのような発ガン物質があふれている時代、これはうれしい味方でしょう。でもよく噛まなければ出てきません。少しぐらいの悪いものも、この酵素でやっつけてくれるといううれしい情報です。

また、よく噛むということは、固いものでなくてはできません。柔らかいものは噛んでいる最中になくなってしまい、それ以上噛むことはできません。つまり固いものを食べなさい、ということにもつながるわけです。

それには、精製していない穀物とか豆類とか小魚を全部丸ごと食べるとか、青菜も少し固めのを食べるとか、もろもろのことがすべてつながってくるんですね。柔らかいコンビニ食や外食で出されるものをいつも食べていたのでは、よく噛むことも少食も実行できないということです。そして多食すれば、食べものを消化するために、胃壁に多量の血液が必要になります。

その分、脳や筋肉への血液量が減ることになるんです。血液の配給が少ないところに病気が発生する原理があるわけですから、ガンなどの病気に弱くなることにもなります。

体温が低い場所にガンができるのは、その場所に血液が少ないからです。反対に、心臓や脾臓《ひぞう》にガンがけっしてできないのは、その場所がいつも血液で満たされているからなんですね。赤血球を貯蔵している脾臓など、外から見れば、血液で真っ赤ですから。だからいつも満腹状態だと、体中に血液が配給されないため、非常に危険だと言えるでしょう。

空腹状態をぜひ楽しく体験してみて下さい。

ぼくは1週間に1日、ほとんど食べない日を設けています。まあプチ断食。こうして内臓を休ませてやると、あとの1週間、また食欲が出てきて、体が喜ぶんですね。これはまあ体験してみないと分かりませんでしょうね。あなたもよかったら真似してみたらいかがでしょうか？

自分の健康もアップし、食べられる他者のいのちをも救える少食。
これって、とてもいいことだと思いませんか。

法則7：「食」にこだわり過ぎずに生きる

あれ？　と思われたかもしれません。「食」にもっとこだわれと言うのかと思っていたら、反対のタイトルになっていますよね。

皆さんは、あまりにも、「食」にこだわり過ぎています。毎日食べるものは、あくまでも手段なんです。もちろんその手段を間違えば、目的地には到達できません。だからこそいつもその目的地を見ていてほしい。

突然ですが、お尋ねします。あなた、人生の目標をお持ちですか。多くのかたは、今日一日なんとなく過ごし、目の前の事だけに心を奪われ、その場その場をしのいで生きていらっしゃるように、ぼくには思えます。

そのような生き方では、どれだけいい食べものを手に入れようとお考えになっても、必ず壁にぶつかります。なぜだと思います？

たとえば、英会話を学んだことのあるかたならお分かりでしょう。

「いまね、英会話を学んでいるの。なぜかって聞かれても困るんだけどさあ。まあ、近ごろは英会話ぐらいできなければみっともないしい。いつか海外にでも行ってみたいしい。何かの役に立つと思って……」

こういう人は、申し訳ないけど、いくら高い教材を買っても、どれだけ駅前のなんとか留学の英会話学校に行っても、上達しません。

それは、目標がないから。

机も鉛筆も学校もないアフリカの子どもたちのために、私は絶対に役立ちたいんだ、そのためには、国際語としての英語をまず理解し、そしてそのあとに現地の言葉を学ぶんだ、などという目標をまず立ててみて下さい。

英会話なんて、単なる手段ですから、気が付けば自然に身についてしまうものなんです。

それと同じことが、この「食」についても、言えます。

あなたは、なぜほんものの健康、そしてほんものの食べものを求めるのですか。

一度でも自分の心に聞いてみたことがあるでしょうか。

だって、とにかく長生きしたいんだもん。

だって、とにかく食費が安くなればいいんだもん。

だって、とにかく病気になって時間を奪われるの、いやなんだもん。

こんなことでは、本書をいくらお読みになっても解決しません。

宮沢賢治は、「宇宙への大なる目標を持て」と言いましたが、ぼくも同感です。目標は大きいほどいい。人生でそんな目標を持てば、目先のささやかなことなど、目に入らなくなります。

何でもいいんです。小さな目標から大きな目標まで、いくつかノートに書き出してみて下さい。

明日の朝起きたら、ベランダの植物たちに水をやろう、でもいいじゃありませんか。子どもと一緒に思い切り遊んでみよう、でもいいでしょう。

小さなことからでいい。そこから大きな目標を作り、自分の仕事、地域でできること、などを考えていって下さい。

そして、自分の利益のためじゃなく、必ず他者のために少なからずの貢献をすることを意識して下さい。

これがないと、本当の目標となりません。たとえば先ほど話したように、アフリカの子どもたちを救いたいということであれば、まず、自分のいのちを大切にするでしょう。だって、自分が倒れていて、他者を救うことは絶対にできないからです。

社会で立派な行為をいままでしてきたかたは、ほとんど例外なく、自分のいのちを大切にして、工夫しています。その工夫をしていなかった人はみな、志し半ばで倒れているんですね。

なんとなくいのちを大切にしていたから大きな仕事ができたのではなく、逆に、大きな仕事をしようといつも考えていたからこそ、自分のいのちを守る暮らしを自然と身につけることができたと言えるんです。

他者を救う、そして世界に貢献する大なる目標を持てば、きっと生きるのに真剣になります。

でもいまは、なんとなく毎日を生きている若者が多いように思います。他者のためにいまを生きるんだ、そしてそのためにこそ、本書を読むんだと思って下さい。すんなりと、そして確実に行動が出来ると思います。


いまここでペンを持って、人生の目標ノートを作ってみてほしい。

1週間、1か月、1年、10年、そして一生の目標を書いてみて下さい。

いいんです。途中で何度書き直しても。

とにかく一歩スタートしてみて下さい。

そうすれば、自分のいのちを守るのに、真剣になります。

倒れてなんかいられません。

そうすれば、知らない間に外食などとは縁が切れ、自分でいのちを作る方向に向かっていくはずです。

◎第4章 ひとり月1万円食費の超簡単テクニック

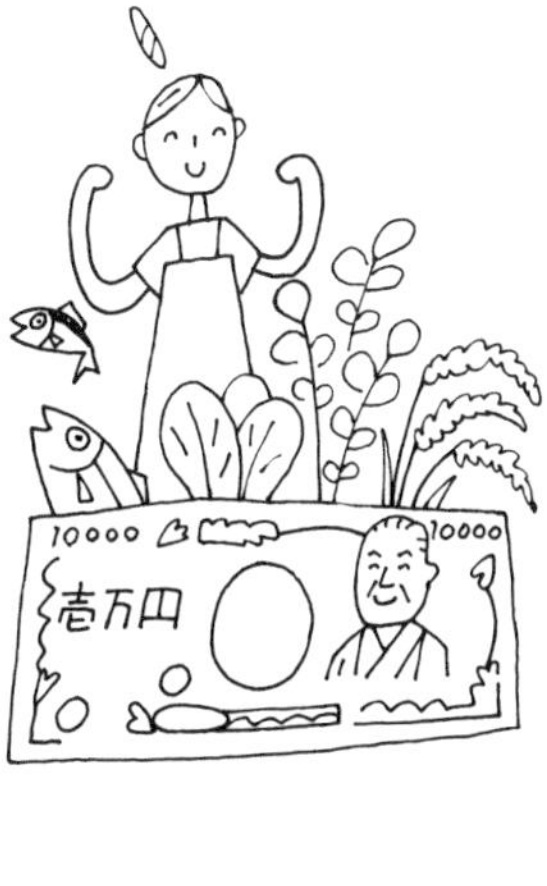

原材料を料理して節約性を上げる

ぼくはほとんど、原材料しか求めません。他人の手が入ったものは金額が高いだけでなく、中身が心配だからです。それが外国から流れて来たものなら、その食卓に到着するまでの道のりをどうか想像してほしいのです。

メールのように、一瞬で飛んで来るわけではないんですね。この食卓にやってくるまでに、どれだけ多くの人の手に渡ってきたのでしょう。勘違いしてほしくないのは、このことがけっして他人を信用するかしないかの問題ではないのだということ。

毎日、自分がいのちを燃やす食べものの中身については、単に企業が言うことを信用することは絶対にできません。だって、人間同士との付き合いとは違って、企業は間違いなく「儲け」を、主な目的として存在しているわけですから。

その商品が人を殺すものであっても、食べものであっても、同じに扱うわけですね。

つまり、コストをいかに引き下げて儲けを生むかということを、企業は毎日真剣に考えているわけなんです。

そのことは、自分の企業で働いている人たちの残業代を払わずに訴訟を起こされた大手ハンバーガー企業の例を見るまでもなく（２００５年９月）、少しでも彼らはコストを下げたい、と考えているんですね。自分の企業の社員たちの人件費を削ってまでも、コストを下げたい。

企業はコストを下げるために、農薬や添加物や遺伝子組み換えや環境ホルモンなどをすべて動員し、たとえ安全性がいま世界的に問題になっていたとしても、いかに消費者にそのたくらみ（危険性や質が落ちているということ）が分からずに、美しい物語を提供できるかを、いつも追及しています。そう、彼らは、いつもストーリィを作ります。

その商品に自信が持てないほど、ＣＭなどで俳優を起用して美しい物語を作るわけですね。その食品がなければまるで生きてはいけない、恥ずかしいような物語を作ります。先述しましたが、ＰＲしなければ売れないようなものは、ほとんどが無意味なものばかり。再度ここで確認しておいて下さい。

ぼくの家の台所には、だからほとんど加工品はありません。

いつも包丁を持って、ぼくと妻が料理します。

料理ほど楽しいことはありません。時間がなければないなりに、いくらでも工夫できますし、自分のいまのいのちの状態に合わせて作ることができます。

だから、いつもぼくの家では、妻と包丁の奪い合いです。先に包丁を握ったほうが勝ち。だって、自分の体の求めている食べものを自分で作れますからね。

他人が見たら、妻と包丁を奪い合っている光景なんて、ビックリするかもしれませんね。でも、自分のいまの体にあった食べものなんて、どこの誰が作ってくれます？どこの外食店もやってくれません。外食だと、うわ、これちょっと辛いなあ、とか、こんなものは食べたくないんだけどなあ、とか思っても、仕方なく食べることになりますよね。

自分で包丁を持てば、そんな心配は一切ありません。だから原材料しか買わないいんです。できる限り、自分で作ってみて下さい。

みんな自分の生きている環境は異なっているわけですから、それぞれに合わせてでかまいません。そのために、簡単な料理法を自分で毎日工夫してみるといいでしょう。

たとえばぼくが編み出した「２分間煮」という方法。

ふかしナベの底に置いた敷き皿の上に、輪切りにザクザクと切ったニンジンやジャガイモやタマネギやサツマイモなど、そのときの旬の野菜たちをザラザラザラと並べます。野菜たちを切っている間にナベの水はお湯になってきます。あとはそのまま2分間待つだけ。

どうです。外に外食に出るより速いでしょう？　この野菜たちをお皿置いて、お酢としょう油と砕いた黒ゴマを混ぜたものをサラリとかければ、もう豪華料理の出来上がり。野菜たちの生きていた香りを味わえます。

まあこのように、あなたも今日から包丁を持って下さい。

その場合に注意することは、けっして外食のメニュを真似てはいけないということ。あのメニュは、店側がいかにして安いコストで美しく見せ、客に食べさせるかというだけのものなんです。

これらのメニュを作るような街の料理教室にどれだけあなたが通っても、それはほんものじゃありません。ほんものの料理は、毎日のものですから、極力シンプルにしましょう。家族が何と言ってもかまいません。原則さえしっかりしていれば、シンプルがベスト。

育児や仕事や介護や勉強など、みなさん時間がないと思いますが、休日などたまに時間ができたときには、料理に挑戦してみてもいいんじゃありませんか。

いつも原材料だけを求める。つまり、初めは小さな一歩でもいいから、包丁を持つ。その結果として、健康アップの最少食費が実現するわけです。

これらの原則を、これから始まる食生活のスタンスにして下さい。

米だけは最高のものを選ぶ

米だけは、最少食費の中で、最高のものにしましょう。

何がなくても、まずご飯です。いかに野菜類のいいものが手に入っても、米がこければ、すべてこけます。これだけはいつも頭に入れておいて下さい。

先述しましたが、ぼくの米の1か月当たりの費用は、約３２００円。

毎月平均約５kgの米を食べますから、その価格です。

スーパーなどで白米が５kg１６００円ぐらいで売っていますから、それから考えれば約2倍です。

でもぼくは、米の価格は、これでも安いのじゃないかと思うほど。ぼくは農家じゃないですから、これは外部から求めることになります。

米は、産直で送ってもらっています。重量があるため、とても助かっています。

この米の価格が高いか安いかどうかは、先ほど言ったように、ぼくには何とも言えません。ただ、農薬の心配のない安心できる玄米を買うとなると、ぼくは少し高くても農家の家計を助けたい気持ちになります。身銭を切ってもいいかなと思うのです。

なぜなら、世界の中で日本の農業だけが、おかしな方向に向かっているからなんですね。不思議なことに、世界の米相場と異なり、日本の米価だけはこの15年ほど下がり続けています。

１９９０年～１９９２年の平均入札価格は、２１５７０円でした（60kg当たり）。ところが２００５年は１４７８６円。なんと32％もダウンしています。

米が安くなっていいわね、なんて間違っても言ってはいけません。農家が泣いている現状をぜひ知ってほしい。米作農家が日本から消えたあとには、きっと外国から高くて農薬にまみれた質の悪い米がドッと入ってくることになるでしょう。

どうしてこんな事態になったのか。

一つは、食管制度が廃止され、米価の安定が止められたこと。

二つは、ＷＴＯ協定で、米の自由化を押しつけられて、外米が入ってきたこと。

三つは、いままでの古米を政府が大安売りしてきたこと。

21世紀は、米の不足の時代になります。世界の米生産量よりも、現在は米消費量のほうが多いんですね。世界の米の平均在庫率は、たった17・1％しかありません（2004年～2005年）。

ほかの国がせっせと米作りにいそしんでいるのに、日本だけは逆方向に突き進んでいるわけです。

だからぼくは、日本の農家を守るために、米の代金だけは少々高くても払い続けようと決めています。

農作物は顔の見えるものにする

ぼくの最寄り駅の近くに森があります。その近くで若夫婦が農業をやっているんです。ここと親しくなりました。

先述しましたが、農産物は国産を育てたいし、しかもそれだけでなく、自分が生まれ育ったところのものを摂るのが原則でした。その意味では、このように、自分の住んでいる近場で求めるのが一番なんですね。ところがあとでほかの地域で探してみると、結構こういう農家が点在しているんです。首都圏などの人口密集地でさえ、自転車で少し探してみると、規模は狭くても、ある作物だけを専門に作っている農家があることに気付きます。

つい先日も、新しいところを見つけました。野菜の価格は市価とほとんど同じです。そういうところは、宅配のように、人件費があまりかかりません。それに、いつも農家の顔が見えます。農家の顔、そして消費者の顔、双方がそれぞれ顔を会わせていれば、おかしなことができないものなんですね。

ぼくは妻とそういうところをまず探したのです。それは、自分のことだけでなく、農家を育てるという意味でもあるんですね。幸い、駅に近いところで先ほど述べた若夫婦が小さな店を出しているのを発見しました。

店とは言えないほどの、バラック小屋。そこは、雨の日以外、開店しています。もちろん販売時間は、農業の仕事があるため、短くて限られていますが、その時間を見計らって、妻は自転車で行くんです。

「今日はね、このニンジン全部、100円でいいからって言われたの」なんて言いながら、ニコニコ顔で妻が帰ってくることもしばしばあります。若夫婦が、妻の買いにくる時間をちゃんと覚えていてくれて、欲しいものを残しておいてくれることもあります。

もちろん、自分のところで食べるのと同じ野菜ですから、完全な有機農産物なんですね。だから自然に、旬のものだけを買うことになります。だって、旬以外のものはそこにないわけですから。そうそう、もしどうしても近場の店で皆さんが買わなければならないときも、いつも旬のものだけを選ぶようにして下さいね。

旬以外のものは、ハウス栽培のため、強毒な農薬を使うことになりますし、その野菜自身も弱い体になっています。

とにかく、近くの農家をまず自転車で探すこと。あなたの家族全員で探して下さい。

子どもさんがいたら、自転車で遊びがてら探すように伝えて下さい。そして最初はあまり完全でなくても、その農家を育てるようにしましょう。誰でも最初はヨチヨチ歩き。農家もまったく同じです。

多くの真剣なかたがそこで求めるようになると、農家もだんだん本気になって、よりよいものを作って下さることになります。

自分の主張だけを押しつけるのは止めること。

気軽に、長い目で、いっしょに歩くようにして下さい。

でも、ずっと待ちの姿勢ではいけません。こちらは何を望んでいるのか、そして向こうは何を望んでいるのか。まずこちら側を相手に順応させながら、こちら側の求めも一つずつ伝えてゆくといいでしょうね。

だんだん人間関係ができて来ると、自然にそうなっていきます。あまりおしゃべりが苦手な人も、時間が経てば、お互いにいい方向に向いていくものです。ただいつも方向だけは、見失わないで下さい。

宅配やいわゆる自然食品店の価格は、一部を除き、かなり割高になっています。それは先述したように、人件費や組織運営費や燃料費などが加算されているからなんですね。どうしても必要なものだけに絞って下さい。価格が良心的なところも、探せばありますが、でも、先ほども言ったように、まず自分で手当するという原則だけは忘れないようにしてほしいと、ぼくは思っています。

この機会に、何でも「買う」という発想から少しでも脱却してみて下さい。

自分でいのちを育てていただく

いのちを育てましょう。いのちを育てる喜びをできる限り味わいましょう。土地なんて必要じゃありません。もちろん、土地があればこしたことはありませんが、大切なのは、「作る」という意思なんです。

ぼくは玄関脇にある狭い土地に、いろいろ植えています。最初は、種から作ると手間がかかりますし、その喜びがすぐに味わえません。そんなときは、ちょっとズルをしましょう。

買い求めてきた長ネギの根の部分だけ残し、土に埋めてみるんです。

小松菜やホウレンソウの場合もそう。

しばらくすると、芽が出てくる感動を味わえます。とにかく、いのちの芽生えに感動する習慣をつけて下さい。失敗してもいいじゃありませんか。最初から完全を求めないで下さい。学校のテストじゃないのですから。

ニンジンは、頭の青い部分から、これまた芽が出てきます。最初は有機野菜などを求めてそれらから芽を出してもらいましょう。

できるなら、種からいのちを得ると、もっと感動します。

ものすごい量の小さな「芽」たちがヌッと手を出してきます。

庭なんかなくても、そう、狭いベランダでもいいじゃありませんか。

たとえば、５kgのお米の入っているあのビニール袋。あまりビニール袋などは使いたくはありませんが、新たにプランターなどを買うのでしたら、活用してみましょう。なにより安上がりです。

あの底にいくつかの穴を開けてみましょう。

そして有機土を買ってくるなりしてその袋にドドッと入れ、その中に種を撒くとこれまた芽が出てきます。

底には深皿を置き、水をやればちゃんと応えてくれる。いのちが芽ばえる感動なんて、育てた人でなければきっと分からないのです。ぜひあなたも味わって下さい。

生姜は、ぼくの食卓の必需品。レシピのところでも述べますが、いつも料理やみそ汁に入れています。この生姜など、「種用生姜」が夏ごろになると一袋３００円ほどでドバッと売られることがあるんですね。

それを土に埋めておくだけで、あら不思議。その生姜の脇からまるで膨らむように別の生姜が生まれてくるんです。そこで元の生姜をいただき、新しく生まれてきた生姜はそのままにしておけば、どんどん大きく育ってくれます。こんなうれしいことはありません。お金はかかりませんしね。

大根は頭の上を切って、深皿に入れ、水を浸しましょう。食卓の上に置いておくと、あらあら不思議、これも芽が出てきます。これも立派な青菜。細かく切って、みそ汁などに入れると少し固めですが、香りがなんとも素晴らしい！

「へえ、これって私が育てたいのちなんだあ」

お箸でつまみながらこれをいただくと、きっとあなたの心もポッと暖かくなります。

難しくは考えない。

とにかく一歩、歩いてみる。

この意思こそが、健康アップの節約術につながると、ぼくは思っています。そして先述したようなぼくの野菜の食費が、あなたにもいつの間にか実現していることでしょう。

世界でたったひとつの味を作る

いままで当たり前のように買っていたものを、ちょこちょこっと自分で加工するだけで、お金がずいぶん浮きます。この加工ということで、一番お金が浮くのは大豆でしょうね。

大豆。この豆がないと、ぼくの食卓は始まりません。

その料理の作り方は後章でお話ししていますが、大豆でできた豆腐や納豆、おからなどを買っていたのではお金がどんどん出て行きます。

これらを自分で作る。なれれば、あらあら簡単。どうしていままでこんなものを買っていたの、なんて嫌味の一つも自分に言いたくもなります。

しかも美味しい。それにまた、自分の好みに合わせて、より美味しくできるんです。

スーパーで求めた国産の有機大豆豆腐の味が好みに合わないことがありませんか。

味は、材料さえよければいいと言うものではないんですね。どの人にも好みがあるように、それを作る人にも好みがあるんです。他人が作ったものには何も文句が言えません。

だからぼくは自分で自分の好みにあったものを、作るんです。これは世界でただ一つの味。だからぼくはいつも幸せなんです。

大豆でいろいろと作り始めてから、大豆加工品の食費は3分の1になりました。
しかも美味しくて喜ばれ、栄養にもなりますから、一挙両得どころではないのです。
また、ご飯にいつも豆類を入れると、アミノ酸のバランスが極めていいんですね。
いつもご飯は食べるわけですから、必ずこれだと豆類も同時に摂ることになります。
しかも苦労せずにね。これ、いい方法だと思いませんか。
それに、タンパク質はそれぞれで摂ると体にうまく入ってこないんです。
穀物と豆を2：1にしたとき、初めてちょうどいいアミノ酸となって良質のタンパク質になるわけなんですね。だからぼくは豆ご飯をいつも食べています。

魚はとっておきの保存食

魚はまず地場で獲れたもの。いまは海では、「魚種交替」の時期にあたり、安かったイワシが高くなりました。その代わり、サンマやサバなどを、少しだけいただくようにしています。

これは、新鮮な魚を売っている近場のお店を探すことから始めて下さい。皆さんは、ただ近いから、駅前だから、などという理由だけで、いままでのお店で買い続けていらっしゃるのではないですか？

ただ安い、ただ近いというだけではダメです。これはその店の主人の努力によるんですね。いつも新鮮な魚を並べている店と、何も考えないでただ昔から開いている店。どうか少し足を伸ばしてでも、探して下さい。目が真っ赤になっている魚や、脂の乗っていない魚を求めると、あとが大変。

妻の話では、その良心的な店に閉店間際に自転車で飛び込んで買うのが一番、とのこと。ぼくにはこんな勇気はありません。でも妻は強い。いつもこうして、店員さんと世間話をしながら安くてイキのいい魚をどっさり仕入れてきます。いやあ、すごい。ぼくだったら、一度はできても、毎回はちょっと……と思うのですが、妻はそんなことへっちゃらのようです（笑）。

それをまとめて下料理して、ふたり分に小分けして、冷凍庫に入れておきます。もうそうすれば、そのつど食べる分だけ出してサッと暖めればすぐにいただけるわけです。

魚をまったく摂らない人もいますが、ぼくは少量だけいただくことにしています。獣などの動物性脂肪の脂肪酸は、飽和脂肪酸のため、血管を詰まらせます。室温状態に置いておくと、固体状に固まってしまうんですね。それに比べて魚の脂肪酸は、不飽和脂肪酸ですから、室温では液体状になっています。

そのため、血管を詰まらせることもなく、しかもぼくたちの体では作れないものが含まれていますから、植物油と同様、ぼくは魚についても、少量だけは摂る必要があるんだと思っています。でもそんな理論じゃなく、まるで魚を食べないより、少量の魚をいただいたほうが、体の調子がグッといいんです。これは、いままでのぼくの長い時間をかけた体験から分かったことです。

秘められた海草パワー

海草は、毎日摂っています。乾燥したもののほうが、値段はぐっと安いですね。ヒジキ、昆布、ワカメなど、みなそうして食べています。世界でも、これだけ昆布などの海草を摂るのは日本人くらいではないでしょうか。先祖たちはよくこんな素晴らしいものを残してくれたなあ、なんていつも感謝しているんです。

陸上での青菜が端境期《はざかいき》に入ったときなど、この海草類は重宝しますからね。よく「何も青菜がないんです。何を食べたらいいんでしょう」というお便りが来ますが、海草類が青菜だったなんて、誰も気が付かないんですね。

アメリカ人たちも、あとになってこの意味が分かるようになり、それまでは海草を「海の雑草」として英語で言っていたものを、最近は「海の野菜」だなんて言うようになりました。

人間なんて、勝手なものですね。海草類は昔からそこにあるのに、人間がそれを無用のものとしたり、突然にこれは必要なものだと騒いだり……。いまはアメリカ人たちも海草類をかなり食べるようになりましたが、ぼくたちの先祖たちは大昔からずっと食べ続けてきたんです。

海草は乾燥したものを買って、冷蔵庫の扉にでも入れておいて下さい。昆布などは、国産のきちんと生産地が書いてあるのを確かめて下さい。生産地が何も書かれていないのは、輸入ものが多いです。

牛乳・乳製品は買わない、飲まない、食べない

冒頭で述べたぼくの食費を見て、皆さんは「あれ？」と思われたでしょう。そう、

牛乳、それに乳製品はゼロです。

法則１でもお話ししたように、これらは不要のものだからなんです。ぼくたちの多くが牛乳を飲むようになったのは、戦後のこと。

１９４６年のひとりあたりの牛乳・乳製品消費量は、わずか１・13kgでした（年間）。それが１９７０年に28・８kg、１９８０年に42・０kg、１９９５年にはなんと52・７kgとなり、自分の体重とほぼ同じ量を摂ることになったんですね。戦後から比べると、じつに46・６倍です。

学校給食でぼくたちは牛乳の味に慣らされ、バター臭い食べもの、つまりアイスクリームやチーズなどの味に強制的に慣らされてきたんです。

でもこれらはすべて不要のもの。ぼくたちの体はうまく出来ていて、離乳期になれば、いままで母乳を飲むために出ていたラクターゼという酵素が突然分泌しなくなります。そのあとは、だからどれだけ乳製品を体に入れようとも、いわば不自然な形になるわけなんですね。

また、哺乳動物の中で、自分以外の種の乳を飲んでいるのは人間だけです。
ライオンはクジラの乳を飲みません。
クジラはライオンの乳を飲みません。
ウサギはオオカミの乳を飲みません。
オオカミはウサギの乳を飲みません。
人間だけが牛の乳を飲む。

こんな不自然なことはないんです。しかも、いまの牛乳は妊娠牛から搾乳されていますから、中に女性ホルモンのエストロゲンなどの濃度が高くなっているんですね。これは本来、子を生むと妊娠しなくなるように体ができているのに、人間たちが勝手に濃厚飼料を与えたり、無理に搾乳器で搾乳し続けるからなんです。牛たちは、子宮内の胎児をいわば保持するために女性ホルモンを出すわけなんですね。それらが牛乳に溶け出しています。

これはご存じの環境ホルモン（「環ホル」）そのもの。つまり、子孫を作らなくさせる作用を持ちます。しかもいわゆる環境ホルモンのように、人工的なものじゃなく、女性ホルモンそのものですから、もっと影響が強い。

よく子どもにこんなものを勧めるものだなあと、ぼくはいつもあきれつつ、怒り心頭です。皆さんが牛乳や乳製品を摂れば摂るほど、日本の少子化はいよいよ進むでしょうね。

それに、よく言われるようにカルシウムもけっして多くはないんです。昆布や青菜には、吸収率のいいカルシウムがもっと多いんですね。いままで「牛乳以外は吸収率が悪い」という噂が広まっていたこともあり、いまだにそれを盲信している栄養士さんなどが多いようです。先述したように、近年、しっかりした実験もなされています。

まあ、それにしても、ぼくも小学校時代から脱脂粉乳を飲まされました。そのころでも嫌だったため、鼻をつまんで飲んだものです。もしかしたら人間として、牛乳は不自然だということを、敏感に体が感じていたのかもしれません。

料理の味はとことんシンプルにする

ほかには肉類を避けることも大切。

また、パン類は食べない。これはまあお菓子程度に、調味料も極力使わず自分で焼くぐらいならいいでしょう。

外食の味に慣れていらっしゃる方も多いのかもしれませんが、先述したように、あれは害食です。

食材の悪さをカバーするために、味を濃くしてごまかしているに過ぎません。外食をいつもしていると、あの味が本当と思ってしまい、たまに家で料理しても、味が濃くなってしまうんですね。

ぼくなど、たまに外食すると、もう味が濃くて、濃くて……。それに、アミノ酸系調味料や核酸系調味料などの化学調味料の味が気持ち悪くて、悪くて、悪くて……。

ふだんの自分のライフスタイルをしっかりしていれば、たとえ調味料が若干高くても、あまり使いませんから安くつきます。また、お酢を上手に使うと食費はすごく安上がりになります。

このお酢は殺菌作用もあり、香りもあり、まろやかになり、焦げることもなく、料理には隠し味としてぼくは重宝しています。お酢は体を冷やしますので、注意して使うべきですが、これらを使うことにより、全体の調味料をなるべく少なくすることができます。

料理とは、素材の味を引き出すこと。
味はシンプルにし、生き方もまたシンプルにする。
それが、幸せに生きるちょっとしたコツなのです。

◎第5章

健康を稼ぐ シンプル料理のすすめ

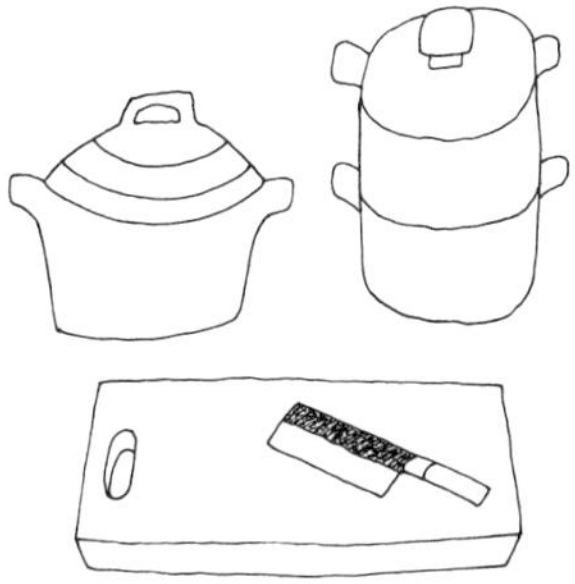

お手軽シンプル料理で健康と節約を実現！

冒頭では、ぼくの食費を１００％公開しました。このあまりにも安い食費に、驚かれたかたもいるかもしれません。でもこれがぼくの毎日の食費なんです。季節により若干異なりはしますが、ただの一つも、隠しているものはありません。

さらに、健康をアップする食費節約術の７つの法則もお話ししました。皆さん、あまりにも、無駄な食費を使っていらっしゃる。ここでは、何を捨て、何を拾うか。その法則を、そして一番大切な部分を詳しくお話ししました。

つまり、食費を節約するということこそが、じつは健康をアップする最強の方法だったのだということを、ここでお話ししたわけです。

以上の内容をしっかり理解していただいていれば、今回ここで述べるレシピを見て、思わず膝を打たれることになるでしょう。ここではいよいよ、「ぼくのすすめる健康アップのシンプル・レシピ集」の一部をご紹介しましょう。

あなただけでなく、あなたの後ろには綿々と続く子孫たちがいます。あなたがたとえ独身や子どもさんがいなくても、あなたのいまの生きかたが周りのかたに大きな影響を及ぼすという意味で、あなたの後ろには膨大な子孫がいるわけなんですね。彼らは、あなたの毎日の一挙手一投足を、宇宙の果てから目を凝らして見ているはずです。

だってそれは、子孫たちの存亡の問題ですから。この世に生まれて来られるか、それとも生まれて来られないのか。彼らのためにも、ここでご紹介するレシピ集は、きっとお役に立つものだと信じています。

ぼくは十数年前、マクロビオティックの創始者である桜沢如一《おうさわじょいち》さんの妻であるリマさんに、直接料理を習いました。如一さんは当時すでに亡くなられていたのです。

そのリマさんが80代のとき、ぼくは女性ばかりの中に入り、エプロン姿で包丁を持ってウロウロしていたことを、いまでも目を閉じれば強く思い出します。あれから十数年。そのリマさんも101歳で亡くなられたことをあとになって聞き、寂しい思いをしています。

ぼくはそのときに習ったことを、自分なりに工夫しました。

だからその当時習ったこととは、もちろん若干異なってはいます。でも基本はいつも同じです。ぼくたちのいのちにとっていつも心地いい料理は、やはり食べてもおいしいし、ほかのいのちにも優しいし、あとに続く子孫たちも喜んでくれるものだと思うんです。

作る人や食べる人の人生がハッピーにならないような料理では、まったく意味がありません。街にある料理学校で習う料理のように、いかにそれが手作り料理だったとしても、ぼくたちの体の法則をはずれているようなものでは、ダメなんです。食べて倒れるような料理なら、それがどれだけ豪華でも意味がないでしょう。

何のために、自分の健康をアップするのか。何のために、いまこの本書を読んでいるのか。それらのことを、いつも考え続けてほしいのです。そうして初めて、ぼくがここでお話ししている「健康を稼ぐシンプルレシピ」の秘訣がお分かりになると信じています。


心が優しい人ほど、他人を傷つけまいとして、他人になびきます。

その気持ちは、ぼくにも分かります。

でも本当の優しさは、それではない。

本当の優しさとは、他人になびくことではなく、他人を「実際に救うこと」なんです。世の不合理と闘うことなんです。

いかに困っている人のそばで慰めの言葉をかけてあげても、それだけではその人を決定的に救うことは不可能でしょう。その人がなぜそうなったのかを詳しく分析し、その解決策をいっしょに考えてあげることこそが本当の優しさだと思うのです。

そのためには、社会の不合理さと闘うこと。

いつも弱者の目、そして暖かい心を持って闘うことが必要なんです。

この内容をお読みになって、あなたやあなたのご家族だけでなく、周りのかたもいっしょに救うように動いてみて下さい。そして、この「シンプル料理」を中心にして、あなたご自身の手料理をもっともっと編み出して下さい。

外観に惑わされてはいけません。なぜ外食店などは、あれほども店の造りやメニュを豪華にするのか。そうして目をくらませなければ、客はけっして財布を緩めないことを知っているからなんです。

これらの事実を、どうかもう一度立ち止まって考えてみるようにして下さい。

自分のいのちは自分で作る。

自分のいのちは自分で守る。

自分の一つしかないいのちを、他者に任せてはいけません。

自分のいのちを、けっして企業の儲けの中に埋没させてはいけないのです。

本書をお読みになっていただいたかたは、ぜひ以上の点をいつも頭に入れながら、人生を楽しく歩んで下さい。何事も楽しくなくては、長続きしないでしょう。

目を引きつらせ、おでこに深い縦線を入れながらの暮らしなんて、どれだけあなたが家族や知人に説明してみても、後ろを振り向けば誰もついて来てはくれません。

そうならないために、まずあなたが楽しむこと。そして素敵な人間になること。自分が楽しんでいれば、人は必ずあとからついてきます。

レシピ１　ご飯の最高においしい炊き方と食べ方

さて、何が無くても、まずご飯。

これさえあれば、あとは何とかなるもんです。おかずなどたいしたものが無くても大丈夫。逆に考えれば、これがほんものでなければ、いくら手料理を自分でしても、それらはすべて水の泡。

そうならないための方法を、ここであなたにお知らせしましょう。でもこれは、毎日続けないとダメです。今日だけ、一度だけ、ではまったく意味がありません。

これこそが、先祖たちが喜び、あなたとあなたのあとに続く子孫が喜ぶことにつながるのです。

「子孫のために」とぼくがいつも言う場合、先述したように、これは必ずしも、あなたが子どもを生むか生まないかという狭い意味で言っているのではありません。だって独身のかたもいらっしゃるし、子どもさんがいないかたもいらっしゃるわけですから。

ただ、あなたが周りに、ぼくのいつも話していることを広げて下されば、どこかで情報が伝わり、ぼくたち全体の子孫に影響してゆくはずです。つまり、あなたがまっとうなことをして、自分で喜んでいてさえ下されば、人間全体の子孫を必ずハッピーにさせるということなんです。

だから今日から「子孫のために」、行動してみて下さい。


それはともかく、ご飯です。ご飯という言葉を聞くだけで、食いしん坊のぼくなど、もう口の中はよだれでいっぱい。でもぼくのイメージするご飯とは、多くのかたがイメージするご飯とかなり異なっているはずです。色は白くはありませんし、それにご飯だけでなく、ほかにもあるものが混ざっているご飯なんです。

何かを作るぞ、と思ったら、まずご飯からスタートしましょう。料理の初めは、ご飯作りから。そうすれば、ご飯が出来るころ、ちょうどおかずも出来ているんですね。これが逆だと悲惨。涙が出ます。暖かいおかずがあるのにご飯がない……。

米は、先述したように、高くても納得できるものを求めて下さい。ボロは着てても、心は錦……の歌じゃありませんが、服はボロでもいい。しかし心とお米だけは錦……いや違った、ほんものを求めましょう。

日本の米農家にいつまでも米を作ってほしいという願いを込めて、国産でしっかりした有機米を買って下さい。できたら玄米。

まあでも、ぼくは押しつけるのが嫌いですから、ご自分にあったもので結構。でも

100歩譲っても白米だけは止めて下さい。せめて5分づき、できたら3分づき、いや2分づき、面倒だから、玄米にしちまおう！　となれば理想的です。

ぼくはいつも、米に豆をいっしょに入れていただいています。いわば豆ご飯。これがうまい。

穀物も豆類も、それぞれ別々に食べると、その半分ぐらいしかタンパク質が体に入ってこないんです。

人間の体は、20種類ほどのアミノ酸が組み合わさって、ぼくたちの体の中でそれこそ無限のタンパク質を作り上げているんですね。これらがうまくいかないと、どれだけ口で「俺は元気だあ、長生きするぞ！」なんて立派なことを言っていても、いずれきっと倒れることでしょう。

ところが、驚くでしょうが、アミノ酸のうち8つぐらいは、人体で合成することができません。外部からどうしても摂らなければならない。だからそれらを「必須アミノ酸」と言うわけなんです。

穀物も豆類も、必須アミノ酸という意味では非常にいいものなんですが、それぞれのアミノ酸組成にいくつかの欠点があります。それぞれを別々に摂ると、いつもどこかが完全ではないんですね。

でも、穀物と豆類をいっしょに、だいたい2：1ぐらいの割合で摂れば、その欠点がかなり補えます。理想的なアミノ酸の形になるんですね。

不思議なことに、どこの国でもいいのですが、昔から先祖たちが食べていた食べものを見てみると、かなりこの割合に近いんです。2：1なんですね。ひょっとしてぼくたち人類の祖先たちは、長い間の共通の知恵として、このことを知っていたのかもしれません。

どうですか。あなたは、穀物の半分ほどの豆類を食べていますか？　もちろん穀物という場合、これは玄米や玄麦などのそのままの状態のこと。白米じゃありません。

外食にはこれらの穀物や豆類が決定的に不足しています。こんなものを毎日食べて、

「私はいつも元気よ」なんて、笑い話だと思いませんか。この豆を補うために、ぼくはいつもご飯に豆を混ぜているんです。これだとどれだけ忙しくても、自然に必ず豆が摂れますよね。だって、毎日ご飯を食べるわけですから。

それに、ぼくは玄米をいただいていますが、この豆類をいっしょに入れて炊くと、その玄米の固さを柔らかくさせる作用もあります。だからご飯がおいしい！

いままで歯が弱くて玄米が苦手だったというような人は、ぜひこの方法、試してみて下さい。柔らかくておいしい玄米がいただけます。ぼくの妻も、結婚当時は玄米が苦手でした。なにしろ、こんなもの、生まれて初めて食べるのですから。白米だけがご飯だと固く信じていたんですね。

でもきっと、この豆入りご飯であなたの価値観も変わるはずです。

白米と違って玄米は、噛めば噛むほど、甘さ、旨さ、香りが出てきますし、何より、「いま、自分は生きているんだ！」という力と喜びが体中に湧き上がってきます。この喜び。この感激。

また、白米と違って、冷やご飯でもおいしく食べられます。

３か月ほど続けていただければ、きっと効果が実感できるはずです。

ぼくはいまはふたり暮らしなので、ふたり分の作りかたを言いますが、あなたがおひとりならその半分、四人なら倍という具合です。

計量カップがなければ、コーヒーカップで結構。それでお米を３杯半ドバッとすくって容器に入れます。そして、カップ半分の量の豆を入れます。

ぼくは全体の豆のうち、大豆と小豆を半々にして入れていますが、たまには金時豆にしたり黒豆にしたり工夫もします。それを米といっしょにして３〜４度洗います。

ぼくは最後はザルにあけてからナベに入れるようにしていますが、これだと水が残っていたりしなくてきちんを水量が計れます。

これに水を１・３倍。

つまり、５カップと40〜50cc。火の加減やナベや米の状態やいろいろな要素がありますから、何度も試して、ちょうど自分にいい水の量にして下さい。

さあ、ナベは何にしましょう。玄米だけを炊くのには、普通のナベでも、炊飯器でもかまいません。でもじつを言うと、炊飯器はあまり使ってほしくない。

なぜなら炊飯器の多くは、内部の容器がアルミ製だからです。疑惑のものはなるべく避けるのが賢明です。ぼくはもちろん、昔から炊飯器は使っていません。だから、ステンレスのナベを使いましょう。ナベだと、炊飯器とは違って、米の量に応じて早く炊けるという利点もあります。

ただ、玄米だけならまだいいのですが、豆をいっしょに炊くとなると、とくに大豆などは前の晩から水に漬けるなどしなくては柔らかくなりませんから、圧力釜が一つあると便利かもしれません。

普通のナベの場合を先にご説明しましょう。

大豆と米を、前の晩に水加減をして一晩水に漬けておいて下さい。夏ならナベのまま冷蔵庫へ。冬はガスレンジに出しておいても大丈夫でしょう。フタを少しだけずらして。

朝、そのナベのまま火にかけて、最初は強火、吹いてきたら弱火にして、15分ほどでプチリンプチリン言いますから、火を止めて蒸らすこと7〜8分。しゃもじで底をほぐせば、出来上がり。必ず底からほぐして下さい。でないとコチンコチンになります。

先ほどお話しした圧力釜の場合だと、もっと簡単。豆を水に浸しておかなくても、そのまますぐにいっしょに炊けます。このナベ、一つあると重宝ですよ。半永久的に持ちますしね。あまり壊れませんし、壊れた部分を交換しながら、ずっと使い続けることができるんです。たとえば、ゴムパットとか、フタの上の振り子とか、すべて交換できます。

ご飯だけでなく、昆布の煮しめや魚を骨ごと煮たり、何でも使える優れもの。しかも短時間で調理できるのでガス代が節約できます。もちろんステンレス製にして下さい。アルミ製ではいけません（少なくてもアルミが表面に使われていないもの）。

圧力釜をスイッチオンしてしばらくすると、振り子が揺れますから、弱火にして15分、そして火を消してしばらく置けばＯＫです。まあ、ナベの種類によりますので、適当に。

どうしてご飯を外で買う人がいるのか、ぼくにはさっぱり分かりません。しかも、どこから来てどんな内容なのかさっぱり分からないご飯を。いまコンビニで、一番売上げが伸びているのが、おにぎりなんです！　驚きます。

コンビニの売上げは、全体でいま約7兆円なんですが（2005年）、そのうち、4分の3は、食べものと飲料水。そして伸びているのが弁当とおにぎり。貧しくなりましたよね。皆さんの持っているいのちって、そんなに貧しいものだったのかと、ぼくは悲しくなってしまいます。

ご飯を「買う」だなんて。ぼくの子どものころまでは、ご飯なんて、旅行先で仕方なく買ったものでした。自分でご飯を作ることこそ、一番いのちに無駄がなく、一番家計費を節約できる方法なんです。

ご飯だけは、雨が降ろうと、槍が降ろうと、ポチが転んでも、必ず自分で作って下さい。

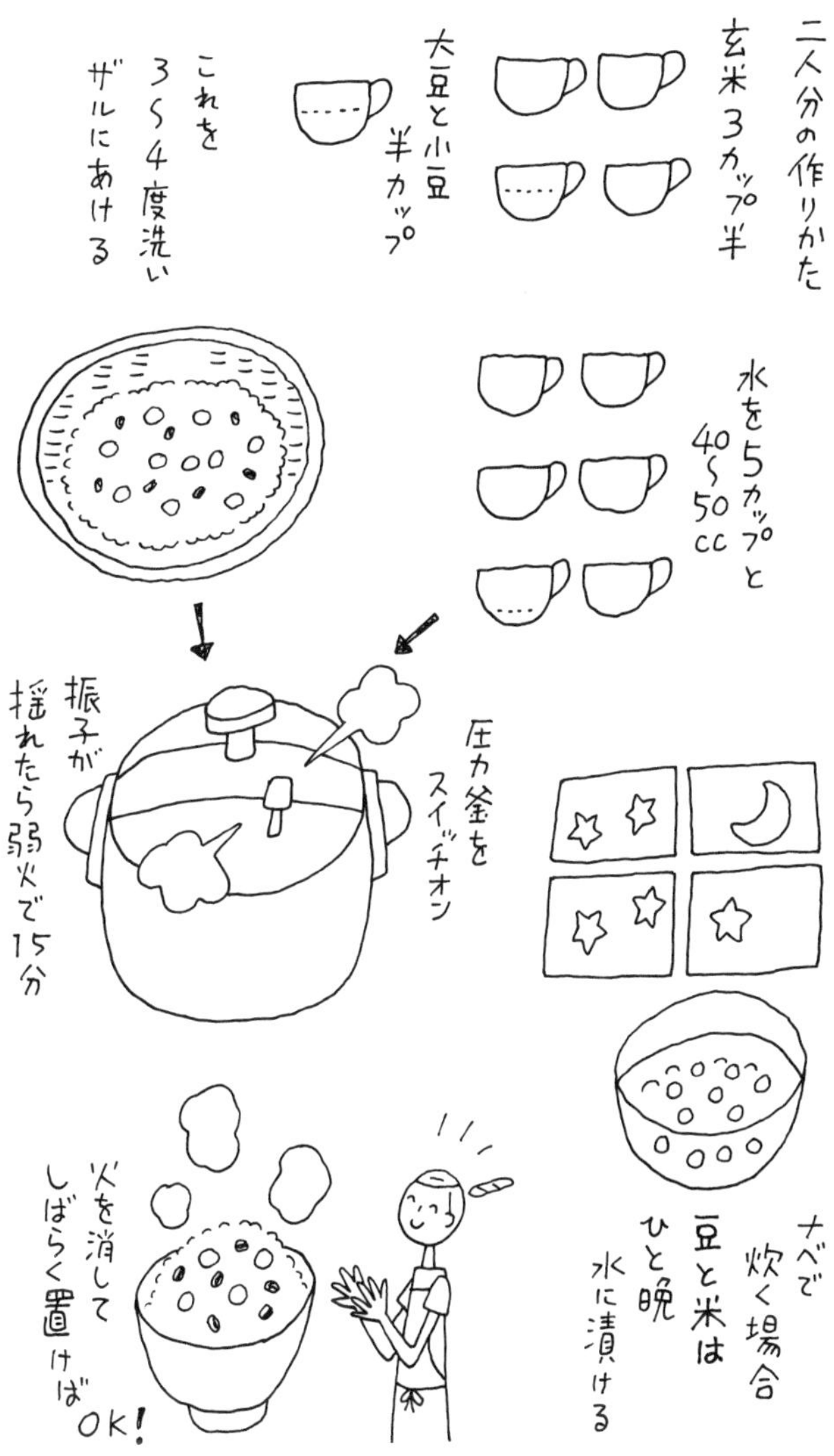
二人分の作りかた
玄米３カップ半
大豆と小豆
半カップ
これを
３～４度洗い
ザルにあける
水を５カップと
40～50cc
圧力釜を
スイッチオン
振子が
揺れたら弱火で15分
ナベで
炊く場合
豆と米は
ひと晩
水に漬ける
火を消して
しばらく置けば
OK!

レシピ 2

安全な水で絶品のみそ汁を作る

ご飯ができたら、次になくてはならないもの。
そう、みそ汁と青菜です。
毎朝、毎晩摂って下さい。
みそ汁なんて簡単。もちろん、みそ汁の素《もと》やダシの素なんて使ってはいけません。
みそ汁は、ダシが決め手。そして水が決め手。
安全な水の作り方とダシの取り方をご紹介します。
ぜひ子どものうちから身に付けておくといいでしょう。

まず水。
いまは、水道水をそのまま飲むなんて自殺行為です。
そのまま沸かして飲むのもいけません。

ちょっとした仕掛けをして下さい。お金など不要です。

皆さんが洗剤や石鹸を川に流したり汚水で川を汚したり、そして植物や水生動物の死骸などが含まれたりした結果、川の水の中に有機物が生まれます。その川の水がぼくたちの水道水の源水になるのですが、いま述べたように最近は非常に汚れてきました。昔と異なり、洗剤の汚れは目に見えないんです。そのため、それらを消毒するためとして水道水に添加される塩素が、先ほどの有機物といっしょになると、強力な発ガン物質であるトリハロメタンを生むわけです。

トリハロメタン。

この名前ぐらいはどこかでお聞きになったことがあるでしょう。その生成する原因は以上のことだったんですね。こんなものをそのまま飲んでは絶対にダメ！　しかも浄水場に近いほどその量は多くなります。その地域に住んでいるかたはとくに注意して下さい（この水に関しては、ぼくが書いた小冊子「暮しの赤信号」20号をご覧下さい。詳しい数値などを述べてあります）。

で、そのトリハロメタンを取り除く方法をあなたにそっと、お教えします。これはもちろん、みそ汁だけでなく、お茶やほかの料理すべてに通じることですから、しっかり頭に入れておいて下さい。

まず前の晩に、ナベに水を満たしておきましょう。
ぼくは小さなナベに、みそ汁用として1日のふたり分の水を入れておきます。
そして大きなナベには、ほかの料理で使う1日分の水。
またやかんには、いっぱいの水。
こうして水を前の晩に入れて、フタを少しずらしておくんです。
このフタを少しずらすのがミソ。
そのまま、一晩置いておきます。
すると塩素が空中にかなり飛び散ってしまいます。

そして朝使うときに、そのままガスの火にかけて沸騰させます。沸騰したら弱火にして８〜10分（季節によりますが、大体それくらいです）。それでＯＫ。

ポイントは、沸騰してすぐに止めてはいけないということ。なぜなら、沸騰したそのときが、一番トリハロメタンの濃度が高いんです。でもしばらくお湯の表面が動いている状態にしておくと、ガクンと濃度が落ちるんですね。

年輩のかたなどは、沸騰したのに弱火のままにしておくと、「もったいな〜い！」と叫び出します。でも、ここはグッとこらえて下さい。

もちろん、換気扇は必ず回すこと。でないと、トリハロメタンが部屋中に満ちてしまいますからね。さて、こうして水を「作る」ことができました。

あとはみそ汁をどうするかですよね。

昨晩から置いておいたみそ汁ナベを、スイッチオン。

そこに冷蔵庫に入れておいた昆布をパシッと折って適当に入れましょう。

そしてかつお節でも煮干しでもかまいませんから、適当に入れましょう。

かつお節はザルにでも入れて下さい。

煮干しなら頭と内臓を取って、大きめのものなら2〜3匹でいいでしょう。

そこに、残りもののカボチャ、ニンジン、タマネギ、シイタケなどなんでも適当に切って入れて下さい。昨日の残りの野菜の切れ端を、ぼくは丼に入れて取ってあります。何もなければ大根のシッポでも入れておきましょう。それでOK。

ぼくは、いつもそれに、生姜を少しみじん切りにして入れます。それに、ニンニクもみじん切りにして放り込むといいですね。生姜やニンニクを入れると、香りもよく薬用もあり、みそが少なくてもすみます。

食費も節約でき、塩分の摂り過ぎも抑えられ、一石何鳥にもなりますよね。

味噌は、調味料のところでは言いませんでしたが、これも化学調味料入りはもちろんダメ。調味料（アミノ酸等）なんて書かれたものを使っていたら、どれだけ手料理なんてしても意味がありませんので、気を付けて下さい。

また、味噌は、ナベに直接入れてはいけません。

そんなことを平気でするのは、外食店だけです。
そんなことをすれば味噌の麹《こうじ》が死んでしまい、香りも抜けておいしくありません。
そこで、人数分のみそ汁椀を並べます。
そのそれぞれに味噌をチョコチョコッと入れ、少し冷ました汁を入れて下さい。
熱いお湯だと麹が苦しみます。
さあ、最高のスープができました。簡単でしょ。
これがまたうまい！　香りもいい！
最初のひとすすりで、がぜん食欲が湧いてきます。
きっと、カップ入りみそ汁をすすっていたころが馬鹿らしくなることでしょう。

次に、青菜。
これこそ毎日摂ってほしい。
この中には葉緑素があります。
これはいわば太陽そのものなんですね。

ぼくたちの血液のあの真っ赤な色素であるヘムを作る元なんです。すごいものでしょう。

ぼくたちに赤い血液が流れているから、いま生きているわけですよね。酸素を体中にめぐらして、老廃物を捨て去ってくれる。これがなければぼくたちは1日たりとも生きていけないでしょう。

ところが不思議なことに、ぼくたちの血液のあの赤いヘムと、葉緑素の緑色は親戚同士なんです。葉緑素を食べないと、ぼくたちの血液は赤くならない。これはすごいことです。

葉緑素は、身の回りにある有害なダイオキシンなどを体外へ排出してくれる強い味方でもあります。ふだんから食べないと、あなたのMCV（平均赤血球容積）がどんどん下がってしまうんですね。

この正常値は89～99なんですが、先述したように、それ以下の人がいま6割もいます（千葉県赤十字血液センターに献血に来た人の数字。1999年）。これでは貧血などを起こすのも当たり前ですよね。

子どもさんにも毎日、モリモリと食べさせて下さい。ところで、白い野菜などには葉緑素が少ないですから、念のため。それに外食では青菜が絶対に摂れません。そこで一番たくさん青菜を食べることのできる先祖が遺してくれたうれしい料理、「お浸し」の作り方を以下でお教えします。

まず、深いナベを用意しましょう。

それに水をたっぷり入れて沸騰させます。

なぜ深いナベかと言うと、野菜を入れても水温が一気に下がらないため。

そこへほんの数葉程度のホウレンソウを入れて、すぐに引き上げます。

夏と冬では若干異なりますが（冬では少し長めに）、お菜箸《さいばし》でチョンチョンチョンと数秒だけ左右に揺らせばＯＫです。

それを繰り返すわけなんですね。あとで理由を言いますが、一度にドバッと入れてはいけません。

少々手間がかかりますが、でもこんなこと、長いいのちの時間を思えば一瞬です。その繰り返しで、おいしいお浸しが出来上がり。どうです、簡単でしょう。

注意点は、お湯の中に全部のお浸しをドバッと入れたらすべて水の泡ということ。ほとんどのかたのお浸しは、そうじゃありませんか。栄養素が抜けたこのお浸しでは甘味も旨みもなく、しょう油でもかけないととても食べられたものではありません。外食のお浸しがあまりおいしくないのは、このせいです。そのために、濃いしょう油やかつお節でごまかしてあるんですね。

ぼくは何もかけなくていただいています。なぜなら栄養素が壊れていないため、それだけでずっとおいしいから。


なぜお湯に野菜をドバッと全部入れるとダメなんでしょう。

そうすると一気にお湯の温度が下がりますよね。

お分かりでしょう。それではダメなんです。

いつも沸点を維持しながら湯がくことが大切なんですね。なぜかと言うと、こうすれば最初に酵素を壊しますから、それによる栄養素の化学変化が起こりにくくなるんです。この酵素が野菜に働くと、栄養素が壊れるだけでなく、色も黒くなっておいしそうにも見えません。
この酵素は、だいたい70度以上で壊れますから、沸騰している最中のお湯の中では働かないんです。でもぬるいお湯の中でだと、この酵素が働き、栄養素のない、ヨレヨレした「お浸し」ができるという寸法なんですね。

お湯をいつも沸点に保ちながら、湯がいて下さい。
そしてすぐに野菜を出して下さい。
そうして出来上がったお浸しは、何もかけずとも十分おいしいもの。
まあ、お好みで、ダシやかつお節、擦った黒ゴマぐらいはどうぞ。
お湯からあげたらまな板に横に寝かせます。
そして包丁で切るときに、水にサッとくぐらせると火傷しません。
お湯からあげた野菜を長く水に浸してはいけません。

そんなことをすれば、今度は水溶性の栄養素がなくなってしまいます。山菜や野草などは仕方ないかもしれませんが、ぼくたちの食べるほんものの野菜なら水に浸す必要はありません。

もしアクが残っていたとしたら、それは痩せた土地で穫れた野菜ということの証明でもあります。

以上の点をいつも留意しながら、お浸しをたっぷり食べて下さい。

ひとり一日一把が目安です。きっと皆さんの心と体にいい変化が起こってくると思いますよ。

さあそれでは、以下に、上で述べた以外の、いつもぼくが作っているシンプル料理をいくつかご紹介します。いつも言うのですが、料理は簡単なほうがいい。皆さんが料理をしない理由は、だいたい以下のようなところでしょう。

第一に、仕事で時間がない。

第二に、育児で時間がない。

第三に、ゼロから作るなんて面倒くさい。

第四に、買った食べもののほうが何となくおいしそう。

第五に、料理をいままで親から習ったことがない。


でも安心して下さい。

あなたが時間をかけ手間をかければかけるほど、栄養素は失われ、味が落ちます。それを避けるために、とくに肉食料理などでは、濃い調味料が必要になるわけなんですね。でも外食のあのメニュの味に、けっして惑わされてはいけません。

先述したように、ぼくはあまり料理に時間を使いません。

したがって調味料もあまり使いません。ここでご紹介している料理にしても、調味料なんてほんの少量しか使っていません。

いつも濃い味に馴れているかたには、最初とまどうかもしれませんが、どうか食材本来の味を引き出すのがほんものの料理なんだと、いつも念頭に置いておいて下さい。

そうすれば大丈夫。そして、いままで述べてきたように、自分や自分の家族のいのちを守るのは、自分で料理するしかないんだということを覚えておいて下さい。


外食企業という他人に、大切な自分のいのちを預けてはいけません。

外食企業といっしょに心中してはいけないのです。ぼくがいつも言っているこのことを、いつも包丁を握るときに頭で思っていて下されば、きっと料理を前向きにできるはずです。


そしてなるべく時間をかけない。なるべく余分なものを加えない。

調味料何ccなどと言う市販の「料理本」などは気にしない。

最後は自分の体に聞いて下さい。それが正解なんです。


こういうことを基本において、口笛でも吹きながら台所に立ちましょう。

そうすれば、楽しく料理もでき、食費も浮き、仕事でくたくたになっていても必ず、いのちを輝かせる料理ができます。「よおし、明日もやるぞお」という力がみなぎって

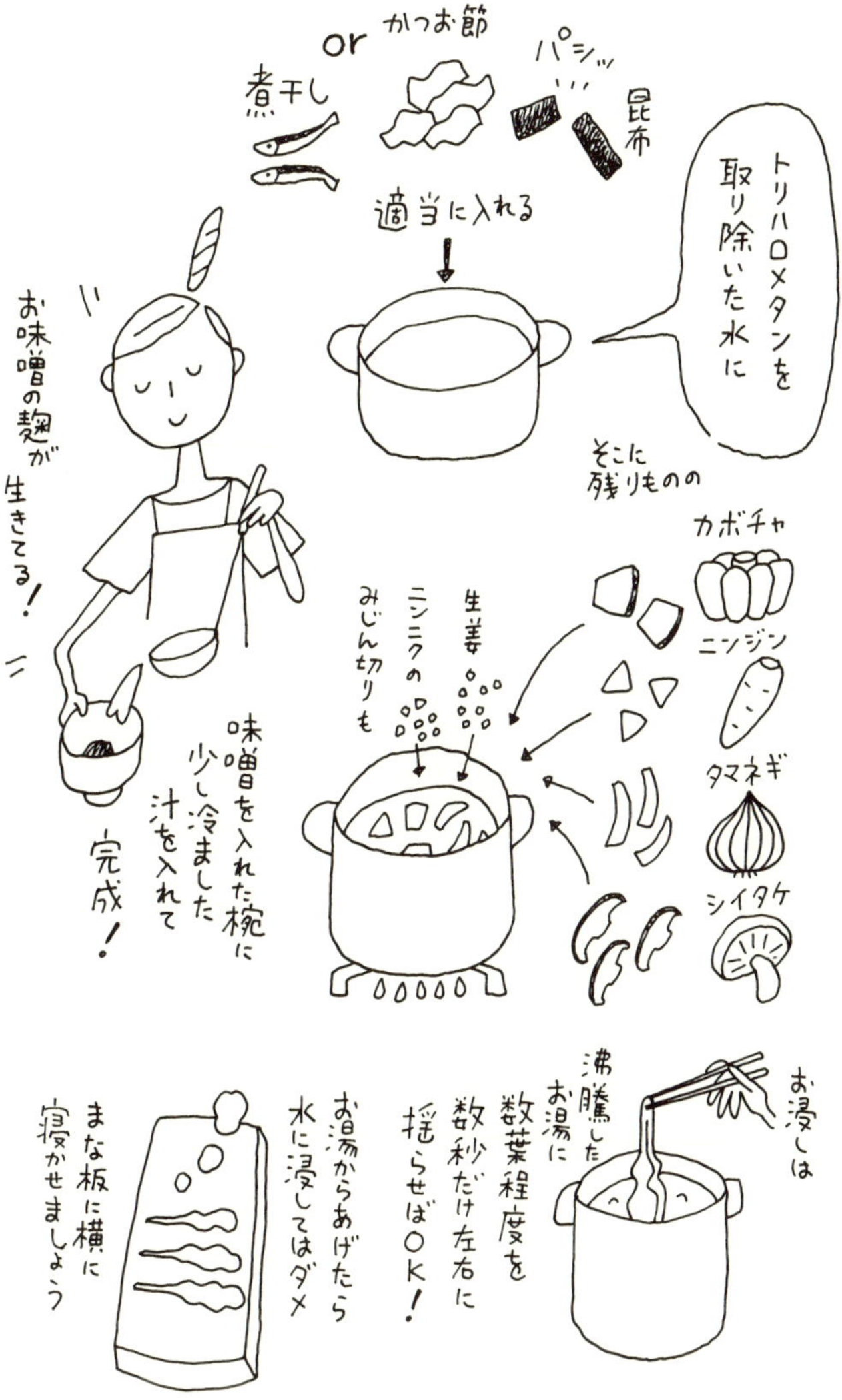
煮干し
or
かつお節
パシッ
昆布
適当に入れる
トリハロメタンを取り除いた水に
お味噌の麹が生きてる！
そこに残りものの
カボチャ
ニンジン
タマネギ
シイタケ
生姜
ニンニクのみじん切りも
味噌を入れた椀に少し冷ました汁を入れて
完成！
お浸しは
沸騰したお湯に
数秒だけ左右に
数葉程度を
揺らせばOK！
お湯からあげたら水に浸してはダメ
まな板に横に寝かせましょう

きます。毎日のことですから、このシンプル料理をぜひ真似て下さい。
料理は、「大人の遊び」だと思って下さい。
台所は、子どものときに遊んだ「砂場」だと思って下さい。
そして、外食に向かって叫びましょう。
「外食さん、長い間お世話になりました。今日限りでさよなら〜」とね。

レシピ 3　シンプル素材で作る蒸し野菜のゴマ酢しょう油掛け

これは超簡単。でも、ぼくが大好きな料理の一つです。

◆材料◆
タマネギ、ジャガイモ、レンコン、カボチャ、ナス、キノコ類（季節に合ったものを適当に選んで下さい。旬のものだけに絞ること)。

◆作り方◆

薄めに切ります。そのほうが火が通りやすいから。輪切りでも細切りでも銀杏《いちょう》切りでもかまいません。その間に蒸し器を熱くしておきましょう。

蒸し器などなければ普通のナベでOK。その底に足のついたステンレス製の穴あき皿を置けばいいでしょう。この上に切ったものを並べて4〜5分。これで出来上がり。どうです。速いでしょ。ぼくなど、もっと速く2〜3分間ぐらいで作ります。

小さな器にお酢、しょう油、黒ゴマを擦って混ぜればタレができます。お皿に置いた野菜にこれをタラ〜リとかければ、この香りと味で、よだれが湧いてくるでしょう。

お酢は殺菌効果がありますが、体を冷やしますので、加減しながら使って下さい。使う場合は、ほんものの米酢や玄米酢がいいでしょうね。

大切なのは、いつもあるものを使って工夫すること。ゴマを混ぜるとカルシウムもいっしょに摂れるし、味はもちろん、色もいいし、それに香りもいいです。

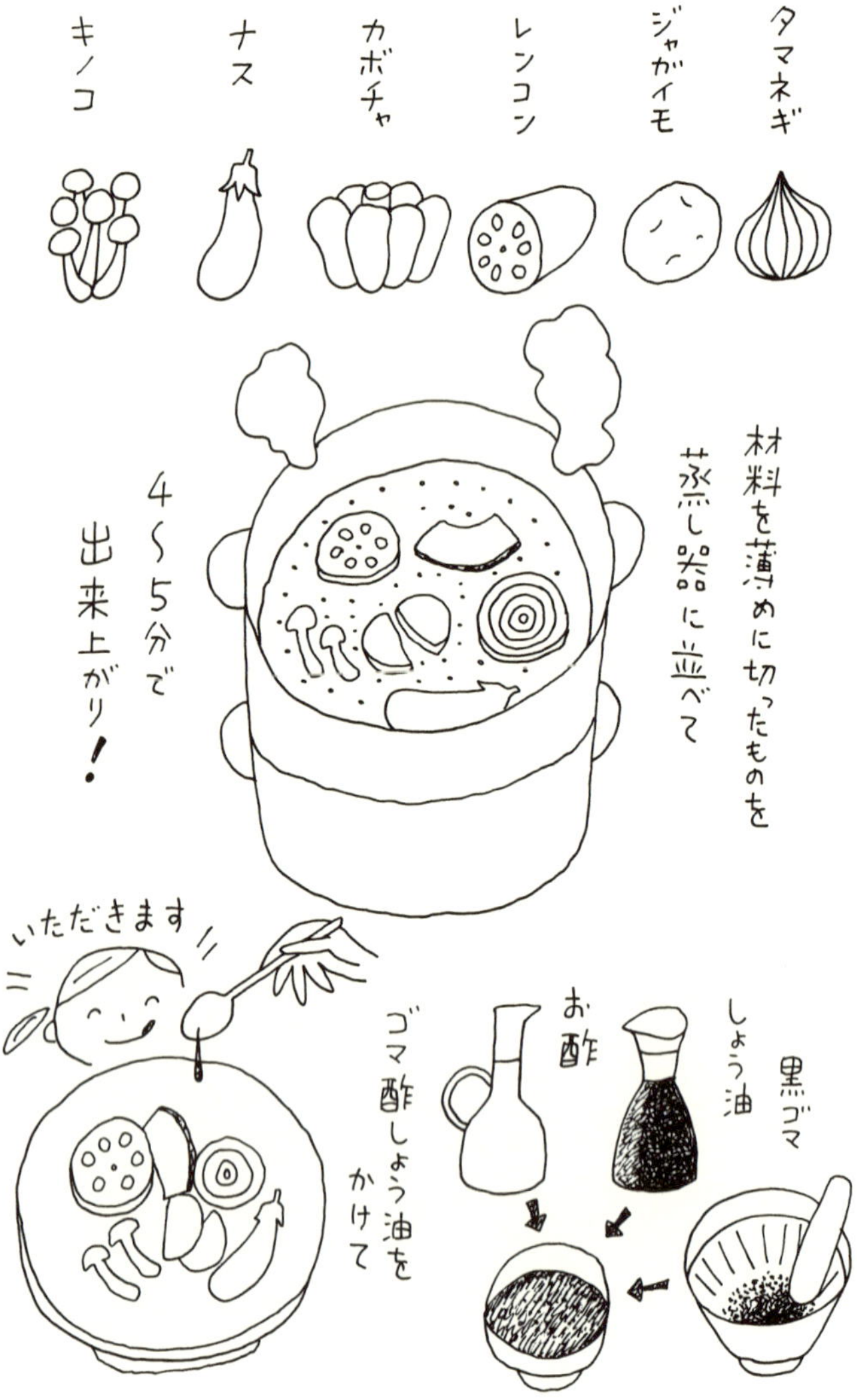
タマネギ
ジャガイモ
レンコン
カボチャ
ナス
キノコ
材料を薄めに切ったものを蒸し器に並べて
4〜5分で出来上がり！
黒ゴマ
しょう油
お酢
ゴマ酢しょう油をかけて
いただきます

レシピ４　体の芯から暖まるゴロゴロ野菜シチュー

シチューなんて言うと、何だか難しそうに思うでしょう。でも簡単。しかも豪華！　これが一品あると、何となくリッチになりますよ。心と体だけでなく、ふところまでが暖かくなるみたいに。

この野菜シチューは、肉はもちろん入らないものです。寒い日などいいんじゃないかなあ。もちろんシチューの素なんて使いません。

◆材料◆

ジャガイモ2個、タマネギ2個、ニンジン1個、小麦粉少々、塩少々、オリーブ油大さじ2杯（オリーブ油がなければ、とりあえずほかの植物油でもＯＫ）。

◆作り方◆

ジャガイモとタマネギは乱切りにします。左手でゴロゴロと野菜を手前に転がしながら、包丁を「北西の位置」にして切ってゆくとそうなります。最初はゆっくりと、適当でいいじゃないですか。包丁使いって、だんだんうまくなるもんです。ニンジンは縦4つに切って、5ミリぐらいの厚さに切るといいでしょうね。

1．フライパンに油を入れて熱し、タマネギ、ニンジン、ジャガイモを炒めます。
2．ナベに、右記1の1／3の量を入れます。
3．その上に小麦粉と塩を少々振りかけます。
4．その上に、また1／3の量の野菜を載せ、同じことを全部で3回繰り返します。
5．ナベに野菜がかぶるぐらいの水を加えて、火にかけ、煮立ったら弱火にしてコトコトコットン！

でき上がり。どうです。素早いでしょ。化学調味料入りのシチューの素なんて、ここにはまったく必要ありません。

愛の素がいっぱいのシチューがさあ出来上がりました。熱いうちに召し上がれ。

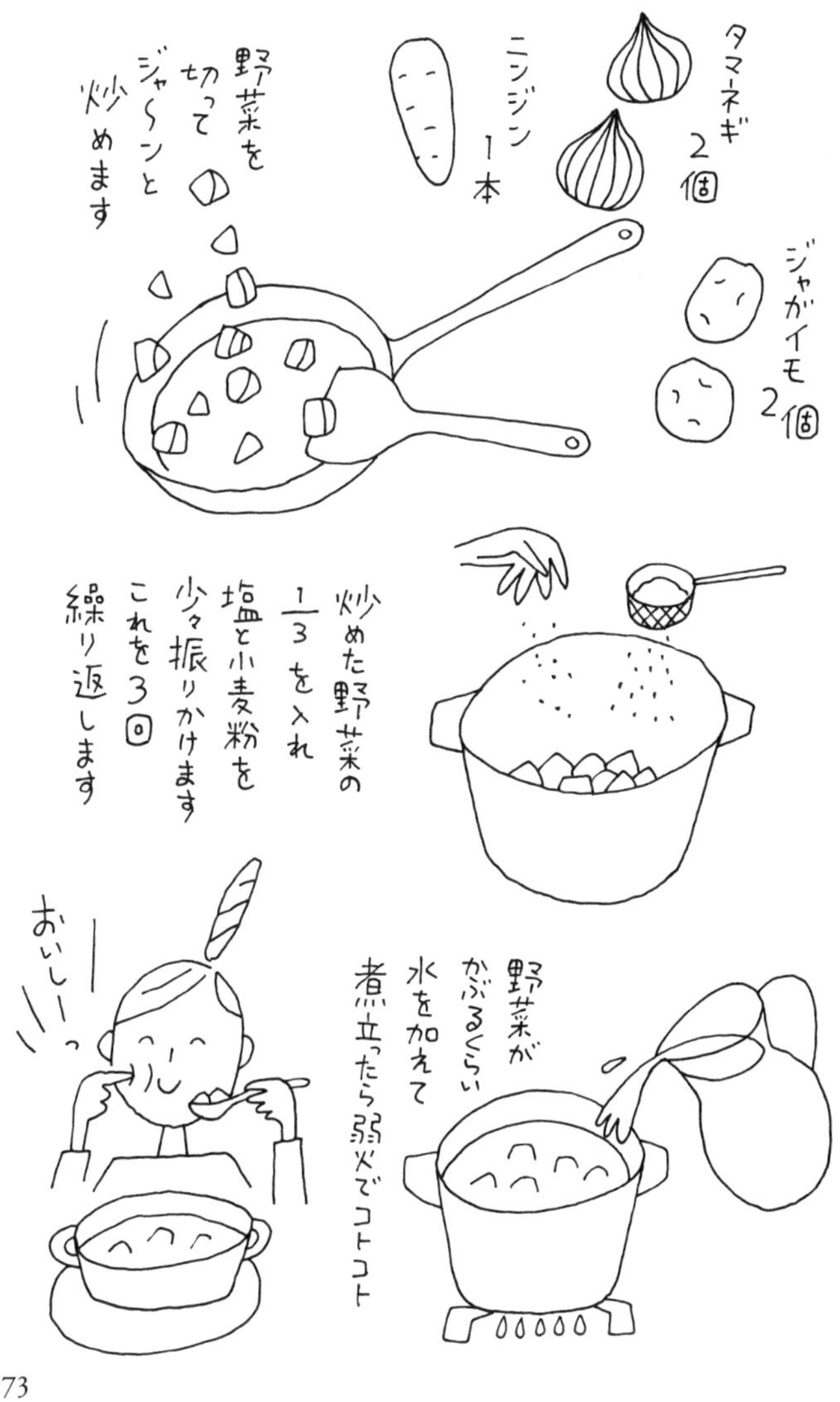
タマネギ 2個
ジャガイモ 2個
ニンジン 1本
野菜を切ってジャ〜ンと炒めます
炒めた野菜の$\frac{1}{3}$を入れ
塩と小麦粉を少々振りかけます
これを3回繰り返します
野菜がかぶるくらい水を加えて
煮立ったら弱火でコトコト
おいしーっ

残ったら冷蔵庫に入れておき、翌朝にでも温め直せば、それもまたうまい。冷たいままでもうまい。化学調味料入りでないため、食べたあとにおかしな味がいつまでも残りません。

もしいままでシチューの素のシチューを食べていたかたなら、このほんもののシチューとぜひ比べてみて下さい。思わず顔が、ニヤリとすると思いますよ。

合言葉は5：2：1

さて、ここで、きわめて大切なお話を一つ、しておきましょうか。

こんな大事なことを知らずにいれば、あなたはもう生きてゆくことができないほどの、お話です。これを知れば、もうあなたは一生、天下無敵。

よく、こんなことをおっしゃるかたがいます。

「毎日、メニュ選びで悩んでいるの。どれにしても、何かが不足しているような気がして……」

そこで、ここだけ押さえておけばＯＫ、という簡単な方法をお知らせしましょう。あなたの食卓をザッと眺めてみて、その内容が次のようになっているかどうかを確かめるクセをつけて下さい。そうすれば、あなたの体が、俄然《がぜん》喜びます。どういうことかと言えば、後述の「健康簿」でも述べていますが、食卓に載せるメニュの割合が、「穀物：野菜：小魚」が「５：２：１」の割合になっているように、いつも考えてほしいということ。

これは、ぼくたち人間の食性を考えた結果だからなんです。

ちょっと口をア〜ンと開けて、鏡であなたの歯を見てみて下さい。すると、臼歯と門歯と犬歯の割合が、５：２：１の割合になっていることに気付きます。これは、人間であるなら、みんなそうなっています。

この奥歯にあたる臼歯は穀物を食べるためのもの。同じく門歯は野菜を食べるもの。犬歯は小魚を食べるもの（肉をかじるものではありません！）。

これらの歯の割合は、よく見ると、5：2：1になっているわけなんです。

つまり、全体が8ですから、穀物が8分の5、野菜が8分の2、小魚が8分の1。

穀物（豆を含む）を全体の8分の5なんて、あなた、いままで食べていましたか。

きっと、ご飯を少ししか食べず、副食ばかり山ほど食べていたのじゃありませんか。


人間は、アミラーゼ活性が非常に高い動物なんですね。

だから、穀物を多く摂る必要があります。日本人ならお米でしょう。そして豆類。

戦後、占領軍が日本に入ってきたとき、「お米を食べると頭が悪くなる」なんて言いふらした学者がいましたっけ。日本人の食性が、きわめて人間的なことなどまったく知らずに、欧米のパン食を広げようとしたのでしたね。その影響が、いまなお、あります。


ご飯を食べると太るとか、ご飯には栄養がないから副食を山ほど食べなくてはならないとか叫んでいる栄養士さんたちさえいます。

でも、ぼくたちが、体（歯）に書いてあるこの割合で食事を求めて食べれば、ちゃんとうまく動くようになっているわけなんですね。

いまここで述べたことを、どうか本書で述べているレシピを参考にする場合でも、いつも頭に入れておいて下さい。この原則から外れたら、せっかくのレシピも、何の意味もなくなります。

ぼくなどいつも食卓を眺め、電車の運転士さんよろしく、「あ、豆が少し不足しているなあ。ストップ！」とか、「ご飯はこれでよし。進行！」などと、安全のための指さし確認を、心の中でしています。

目分量でかまいませんので、ぜひ今日からあなたも試してみて下さい。

これ以外のいくつかのメニュも、いままで、皆さんには紹介しています。ただ、本書では、そのすべてをお載せはしていません。もしご関心のあるかたは、ぼくの作成したＰＤＦの作品をぜひご覧下さい。

大手ＡＳＰで公開している名前は、「月1万の食費でザクザク健康を稼ぐ！　健康長者養成10日間ナビ」と言います。

ここには、本書では割愛したほかの内容、たとえば、メニュだけでなく、なんと「調味料から料理器具までのすべて」を紹介し、いままで包丁など握ったこともないかたでもすぐに料理ができ、しかもいま何が一番大切なのか、すぐに分かるようになっています。

この作品は、いままでどれだけ多くのかたに提供したか、ぼくも分かりません。外国に住んでいるかたにもかなりお送りしました。いまは、ネットの時代ですので、即、このPDFを送ることができます。もちろん、いつもぼくからのコメントを添えて。

ぼくのメルマガ読者以外のかたへは、ASP大手スタンドのインフォトップやインフォカートで案内していますので、よろしければちょっとのぞいてみて下さい。

案内ページには、この「月1万〜」を読み、実際に毎日実践されているかたの声が、ズラリと並んでいます。

それを読むだけで、力が湧いてきますし、「よおし、この人もやっているなら、私もやるかあ」と、腕まくりしたくなります。声はすべて原文のままです。

こういう声を読むと、ぼくなど恥ずかしくなってどこかに頭を隠す穴がないかとキョロキョロしてしまうのですが、そういうときに限って、隠れる穴がないものです。

そうなれば逆に開き直って、本書の内容が、各地で生かされることを願うほかありません。

あとがき　～今だからこそ見直したい日本人の食生活～

ここまでお読みになっていただき、ありがとうございました。

本文の中でもお話ししましたが、ぼくはメルマガを発行しています。この中では、毎回さまざまな「旬」なお話を、ぼくなりのユーモアを交えた文体で述べているのですが、性格上、堅苦しい書きかたができないという弱さがあります。だから、そのあたりを覚悟して、ご覧下さい。

そこでは、企業名や商品名もすべて公表しています。マスコミなどがなかなか取り上げない内容を、かみ砕いてお話ししているのですが、いつも自分の無能ぶりをさらけ出しております。

こんな書きかたでいいのだろうか。いつも悩んでいます。

でも、幸いなことに、多くの読者から寄せられる声に支えられて、１３００号を突破するところまで来ました。毎回、ぼくの作品を読者に案内しているのですが、その中でも一番の「ベストセラー」が、本書の内容の元になったPDF作品、「月1万少々の食費で、ザクザクと健康を稼ぐぼくの方法」全3巻なんです。

そこには、より多くのレシピや、調理道具の選びかたなど、さらに詳しく掲載されています。


本書を読んでいただき、この方法を実践しつづけていただければ、毎月の食費はどんどん下がって家計簿は潤い、しかも健康がぐんぐんとアップすることでしょう。


東日本大震災が起こり、経済的にも心情的にも社会は「灯りがぼんやりともる」ような日々が続いています。

「お金をかけないほど健康がアップする」と言うことを胸に、ぜひほんものの健康を手に入れて下さい。そして、いままで無駄にお金を使って来た暮らしを180度、変えてみて下さい。

本書があなたの、そしてあなたの家族の明日を、より輝かせることになることを心から願っています。

大震災で沈んだ人々の足元を照らすように、道ばたで一所懸命に咲いてくれる深紅の花たち。

山田博士

★山田博士いのち研究所事務局
〒107-0052　東京都港区赤坂1-6-7　第9興和ビル別館4F
TEL 03-3589-2658　FAX 03-3505-3363
http://yamadainochi.com/
yamadainochi_office@ybb.ne.jp

★メールマガジン「暮しの赤信号」は下記のHPで登録できます。
http://yamadainochi.com/

★ＡＳＰ「インフォトップ」案内ページ
http://tinyurl.com/4rc97cl

山田博士（やまだひろし）

福井県小浜市生まれ。食生態学者。日本危機管理学会会員。山田博士いのち研究所主宰。1975年に、マンガと商品名の実名リストを載せた小冊子「暮しの赤信号」を発行。学校の副読本などで活用される。早朝5時配信のメルマガ「暮しの赤信号」は、まぐまぐの殿堂入りマガジン。読者は医師、教師、栄養士、主婦、学生、自治体、企業経営者など。PDF作品に「外食の裏側！」「いのちの福袋」「いのち運転 即実践〝マニュアル」など多数。また主な著書には、「脱コンビニ食！」（平凡社新書）、「あぶないコンビニ食」（三一新書）、「外食店健康度ランキング」（三一新書）、「最新危ないコンビニ食」（現代書館）、などがある。

ひとり月1万円食費で幸せ生活

2011年8月16日 第1版第1刷発行　定価（本体1400円＋税）

著　者　山田博士
発行者　玉越直人
発行所　WAVE出版
〒102-0074
東京都千代田区九段南4-7-15 JPR市ヶ谷ビル3F
TEL　03-3261-3713
FAX　03-3261-3823
振替　00100-7-366376
E-mail:info@wave-publishers.co.jp
http://www.wave-publishers.co.jp

印刷・製本　中央精版印刷

ISBN 978-4-87290-532-8

付録

健康簿

〜月1万円食費をつづけて健康になる〜

◎健康簿の書きかた

この「健康簿」は、本書で学んだことを実際に毎日実践していただくために作成したものです。

これを、ご自分の使いやすいように拡大してお使い下さい。お好きな大きさに拡大コピーして、綴じて毎回ファイルして保存して下さい。そして、いますぐ、実践なさって下さい。

「健康簿」の見本も記載しましたが、これはあくまでも見本ですから、ここに記載したことは、ぼくのおすすめする内容ではまったくありません。どうぞお間違えのないように。あくまでも、一般的な例としての項目を記載しています。

そして、食費に占める穀物の割合などをそのつど、確認して下さい。

「穀物・野菜・魚」は目分量でいいので、「5：2：1」の割合に近づけてください。

多くのかたは、穀物や豆類の大切さを忘れていらっしゃる。

ぼくたち人間は、動物の中でもアミラーゼ活性が極めて高い生き物なんです。日本の伝統食は、世界の食事の中でも、人間の食性にとくに合致しています。穀物、しかも日本国内で穫れた穀物を多く食べなくては、どれだけほかにいいものを摂っても倒れます。これだけは、あなたの家庭環境がどう変わろうと、ぜひ覚えておいてください。

数日が経ち、数か月が経ったとき、あなたの、そしてご家族の健康状況と食費の合計額を眺めるのが、きっと楽しみになることだと思います。

さあ、「健康簿」で健康と節約を同時に手に入れましょう！

●健康と節約を実現する「健康簿」ノート

※夫婦ふたりの記入例です。オススメの内容ではありません。

記入例

7 月　13 日　水 曜日　[天気　晴れ]

食費簿		食費合計額
穀・豆	・米5kg 2,000　・大豆 450　・非常食 乾パン 400	2850
野・昆	・ネギ 180　・ホウレンソウ 200　・ダイコン 200　・ヒジキ 300	880
魚・肉	・サンマ2匹 150	150
調味料	・しょうゆ 450　・みりん 500	950
ほか	・卵 300　・チーズ 200　・ビール 300	800
外食	(夫) 立食いそば 450　(夫) コーヒー 300	750
		食費合計額
メニュ簿	(朝) 5分づき米 みそ汁 たくわん 野菜いため　(昼) 夫は外食 私は朝食の残り　(夜) ナベもの	
医療簿	・歯科 500	医療費合計額 500
日用簿	・トイレットペーパー 300　・くつした 500　・交通費 720	日用費合計額 1,520
体調簿	(私) 最近、肌が少々荒れ気味。でも「健康簿」をつけ始めたので、今後が楽しみ。　(夫) この人は何を食べても平気。でもときどき胃を押さえている。	

月　　　日　　　曜日　[天気　　　　　　]

食　費　簿		食費合計額
穀・豆		
野・昆		
魚・肉		
調味料		
ほ　か		
外　食	食費合計額	
メニュ簿		
医療簿		医療費合計額
日用簿		日用費合計額
体調簿		

●健康と節約を実現する「健康簿」ノート

※拡大コピーしてご使用下さい。

●食費月1万円実践テーブル

※夫婦ふたりの記入例です。オススメの内容ではありません。

記入例

項目／年	食費簿合計額 ①	1人当たりの食費 ②	穀・豆の合計額 ③	食費に占める穀・豆の割合 ③÷①	医療簿合計額 ④	日用簿合計額 ⑤	家計簿合計額 ①＋④＋⑤	特記
1月	42,000	○ 21,000	12,000	0.28	12,000	52,000	210,000	インフルのため マスクを
2月	39,000	○ 19,500	12,500	0.32	11,000	52,000	205,000	とくに なし
3月								
4月								
5月								
6月								
7月								
8月								
9月								
10月								
11月								
12月								

●食費月1万円実践テーブル　※拡大コピーしてご使用下さい。

項目／年	食費簿合計額 ①	1人当たりの食費 ②	穀・豆の合計額 ③	食費に占める穀・豆の割合 ③÷①	医療簿合計額 ④	日用簿合計額 ⑤	家計簿合計額 ①+④+⑤	特記
1月								
2月								
3月								
4月								
5月								
6月								
7月								
8月								
9月								
10月								
11月								
12月								

付録

健康簿

〜月1万円食費をつづけて健康になる〜